DIE 14-TAGE-FORMEL

Outfit am Cover von

Lounge Cherie
SUSTAINABLE YOGA & LOUNGEWEAR

MIX
Papier | Fördert gute Waldnutzung
FSC® C083411

Martina Reuter:

Die 14-Tage-Formel

www.edition-a.at

Cover: Bastian Welzer
Coverfoto: Lukas Beck
Fotos im Buch: Valerie Voithofer, Privat
Satz: Bastian Welzer

Gesetzt in der Premiera
Gedruckt in Europa

1 2 3 4 5 — 28 27 26 25

ISBN: 978-3-99001-868-2

MARTINA REUTER

DIE 14 TAGE FORMEL

Der Abnehm-Plan für dein neues Leben

edition a

INHALT

Kapitel eins

DER GROSSE AUFTRITT

Die meisten Dinge tun wir aus einem bestimmten Grund. Um Geld zu verdienen, um Anerkennung zu bekommen oder um strategische Vorteile zu erzielen. Doch manche Dinge tun wir nur für uns selbst, und die sind manchmal die besten von allen. Es können kleine, stille Dinge sein, aber auch richtig große und spektakuläre. Das hier ist die Geschichte meines Auftritts bei der New York Fashion Week, als 45 Jahre alte alleinerziehende Mutter zweier Kinder, die sich eben noch wegen zu vieler Kilos unwohl in ihrem Körper gefühlt hatte.

Noch nie in meinem Leben war ich so nervös gewesen wie am 5. Februar 2025. Ich stand in einer New Yorker Fabrikhalle aus dem frühen 20. Jahrhundert, die jetzt ein Event-Center war, im Backstage-Raum. Schwere Parfüms und Deos hingen in der Luft, aber sie konnten den allgegenwärtigen Schweißgeruch nur notdürftig überdecken. Es herrschte ein Gedränge und Gewusel und alle waren aufgeregt, wenn auch nicht so sehr wie ich. Auch Kinder waren da, im Alter von zwölf und sechzehn Jahren ungefähr. Sie saßen am Boden, in hohen Schuhen und Kleidern, die wie Bonbonverpackungen aussahen. Um sie herum ragten Frauen um die zwanzig empor, groß, schlank und furchteinflößend schön.

Mitten in diesem Chaos stand ich mit meinem kleinen Handgepäckskoffer und versuchte, mich irgendwie zu orientieren. Mühsam bahnte ich mir einen Weg zwischen den Frauen hindurch.

Entschuldigen Sie bitte, darf ich?

Die meisten waren so mit sich selbst beschäftigt, dass sie mich kaum bemerkten, während ich allmählich verzweifelte.

Wo war Pia?

Beinahe wäre ich über eines der sitzenden Kinder gestolpert.

Sorry.

Keine Reaktion. Auch die Kinder waren zu sehr mit sich selbst beschäftigt.

Irgendwie landete ich schließlich im Make-up-Raum, der ein kleines Schlachtfeld war. Eigentlich war es ein

Make-up-Saal mit jeder Menge Spiegeln und Schminktischen, um die wir kämpfen mussten wie um die letzte Rolle Toilettenpapier. Immerhin war ich vorbereitet. Die Designerin, die mich engagiert hatte, hatte mir, der unerfahrenen Österreicherin, im Vorfeld Hinweise gegeben, worauf ich achten sollte.

Als Allererstes hatte sie mir gesagt, ich solle mit glatten Haaren kommen, denn mit Locken wäre ich von gestern. Die seien in den USA derzeit megaout. In einer *Dry Bar* hatte ich mir deshalb extra die Haare föhnen und glätten lassen. *Dry Bars* bieten professionelles Haarstyling ohne Waschen, Schneiden oder Färben an.

Kaum in der Maske angekommen, informierte mich eine leicht genervte Mitarbeiterin, dass die Designerin ihre Meinung geändert habe. Dabei deutete sie auf meine Frisur. »Pardon?«, fragte ich nach, da ich akustisch nicht gleich verstanden hatte, was nun angesagt war.

Da traten schon zwei Visagistinnen hinter mich und bearbeiteten meine Haare. Pippi-Langstrumpf-Styling war dem Anschein nach angesagt, während ich mich wie ein Produkt auf einem Fließband fühlte.

Für Small Talk mit den Visagistinnen war keine Zeit.

Pippi-Langstrumpf-Styling? Über so eine Frisur hatte ich mich bisher noch nie gewagt. Was soll's, dachte ich, es war ja auch kein normaler Tag. Mitzureden hatte ich sowieso nichts.

Frisiert und etwas verloren blickte ich mich um. Wo war meine Gruppe? Es gab keine Schilder, keine Aufschriften, nur all diese Menschen, die ich noch nie zuvor gesehen hatte. Als ich stehen blieb, um Luft zu schnappen, erkannte ich ein Muster. Die Frauen mit ähnlichen Frisuren gehörten zusammen. Sie bildeten Gruppen. Erleichtert atmete ich auf, als ich Frauen entdeckte, deren Haar ebenso zu festen Zöpfen geflochten war. Offenbar gab es eine Pippi-Langstrumpf-Fraktion. Zielstrebig steuerte ich auf sie zu. Als ich es endlich bis zu ihnen geschafft hatte, war ich schweißgebadet.

Schließlich sah ich sie. »Pia!«, rief ich und winkte mit hochgestrecktem Arm. »Hier bin ich!«

Pia Bolte, die Designerin, teilte meine Erleichterung nicht. Klar, dass ich kommen würde. Klar, dass ich pünktlich war. Klar, dass ich richtig vorbereitet sein würde. Wer, der halbwegs professionell war, würde bei so einem Auftritt schon leichtfertig Fehler machen? Pia warf mir nur einen kurzen Blick zu. »Super«, sagte sie. »Mach dich bitte fertig. Jetzt.«

So war es nun einmal auf der New York Fashion Week. Immerhin war sie eine der Big Four der internationalen Modewochen und markierte traditionell den Auftakt der globalen Fashion-Saison. Zweimal im Jahr verwandelte sie die amerikanische Metropole in ein Zentrum für Mode, Kunst und Popkultur, das Designer, Prominente, Influencer und Presse aus aller Welt anzog. Auf ihren Laufstegen brillierten nicht nur etablierte Labels wie Michael Kors oder Carolina Herrera, dort bekamen auch Talente mit innovativen Ideen ihre Chance. Die Shows fanden an spektakulären Orten statt, von Industriehallen wie dieser in Brooklyn oder in Manhattan bis zu Rooftops mit Skyline-Blick. Die Show setzte regelmäßig ästhetische und gesellschaftliche Trends und war darüber hinaus ein wirtschaftlicher Impulsgeber für New York, der Millionen von Dollar Umsatz generierte.

Zeit für Sentimentalitäten gab es hier jedenfalls keine. Das war ein hartes Business. Ich durfte keine Nerven zeigen. Ich hatte mich so lange auf diesen Tag vorbereitet, und ich wollte das jetzt durchziehen, komme, was wolle.

Umziehen stand an. Bloß wo? Ich erkannte rasch, dass es keine Umkleidekabinen gab. Die Models zogen sich dort um, wo sie standen. Sie hatten offenbar keine Probleme damit, sich in Unterwäsche zu zeigen. Also machte ich es ebenso. Ich schlüpfte aus meinen Klamotten und streifte mir das Outfit über, das Pia für mich ausgewählt hatte. Eine High-Waist-Hose und ein Cropped-Sweater im Nieten-Look mit giftgrünen Dollarzeichen, Totenköpfen und dem Schriftzug »New York«. Dazu hohe schwarze Lederstiefel. Richtig Punk.

So stand ich da, während ich offenbar in der nächsten Phase des Fließbandes landete. Schweigende Frauen behängten mich nun von allen Seiten wie einen Christbaum. Gürtel, Brillen und Ketten. Ich bemerkte, hier gab es keine Sonderbehandlung. Ich war nur eines unter tausenden Models, für Pia waren dreißig da.

Dabei hatte ich allen Grund, mich anders zu fühlen. Ich hatte keinerlei Vorerfahrung mit derartigen Events, was vielleicht auch noch auf einige andere zutraf. Dazu war ich mit meinen 45 Jahren auch noch mehr als doppelt so alt wie der Durchschnitt hier. So betrachtet war das Ganze Wahnsinn. Gleichzeitig war es der geilste Tag meines Lebens.

Als ich auf die Uhr sah, traf mich der Schlag. Noch mehr als eine Stunde warten! Dabei konnte ich in den Schuhen mit den Zwölf-Zentimeter-Absätzen kaum aufrecht stehen. Die Schuhe waren Größe 38, meine Füße jedoch Größe 41. Meine Zehen fühlten sich an wie Presswürste.

Die Schmerzen waren unglaublich, aber ich war nicht so weit gekommen, um jetzt aufzugeben. Zähne zusammenbeißen, hieß es. Ich hatte mir das selbst eingebrockt, ich würde es aussitzen. Oder ausstehen, je nachdem. Denn Stühle oder Couches gab es keine. Also machte ich es wie die anderen Models und ließ mich einfach auf den Boden sinken. Dort saß ich und beobachtete das Chaos um mich, zu dessen Teil ich geworden war.

Von dort unten hatte ich die Gelegenheit, die Menschen um mich herum zu mustern. Ganz ehrlich, da waren ein paar gut aussehende Männer dabei. Das fiel mir jetzt auf. Das in Kombination mit den fehlenden Umkleidekabinen verschaffte mir genug Ablenkung, um meine schmerzenden Füße für eine Weile zu vergessen.

Ab zum Laufsteg

Irgendwann gab Pia mir und den anderen aus der Pippi-Langstrumpf-Fraktion ein Zeichen. Wankend stand ich auf und ignorierte den Schmerz in meinen Füßen. Ich folgte den anderen Mädels zum Laufsteg. Bereits beim Hereinkommen hatte ich die 600 Besucher gesehen, die zu beiden Seiten davon saßen und jede meiner Bewegungen beobachten würden. Sie alle waren zum Teil noch verrückter gestylt als wir, alles Profis aus der Modebranche. Ob ihnen auffallen würde, dass ich noch nie über einen Laufsteg gegangen war?

Von Weitem konnte ich das Klicken der Fotoapparate hören. Mein Herz schlug mir bis zum Hals. Mir war kotzübel. Eigentlich war ich eine Rampensau, aber in diesem Moment dachte ich, ich stünde kurz vor dem Herzinfarkt. Bloß jetzt funktionieren, dachte ich und redete in Gedanken auf mich ein. Du kannst das. Du hast es schon gezeigt, in kleinerem Rahmen, aber doch. Du bist gut.

Wir Langstrumpf-Models stellten uns in einer Reihe auf und Pia musterte uns. Sie nahm die letzten Änderungen vor und richtete die Abfolge ein, in der wir den Steg betreten sollten. Vor mir blieb sie unversehens stehen. Es war ein Schreckmoment, fünf Minuten vor der Show. Verdammt, stimmte etwas mit mir nicht? Konnte sie es sich jetzt noch anders überlegen und mich um den Auftritt meines Lebens bringen?

Sie sah mich an, als wäre das unsere erste Begegnung. »Hey, Martina«, sagte sie, »du bist doch Fernsehmoderatorin, oder nicht?«

»Ja, stimmt«, brachte ich heraus.

»Dann kannst du die Show mit ein paar Worten eröffnen?«

Fuck.

Was waren meine Alternativen? Ich konnte sagen: Ich traue mich nicht. Oder: Ich weiß doch gar nicht, was ich sagen soll. Während mir das noch durch den Kopf ging, hörte ich mich schon antworten. »Ja, klar«, sagte ich. »Kein Problem.«

Pia lächelte mich zufrieden an und gab mir ein paar Sätze mit, die ich sagen konnte.

Mein Englisch war alles andere als perfekt. Eilig versuchte ich, alle Vokabel zu mobilisieren, die ich seit meiner Schulzeit angehäuft hatte. Bevor ich sie noch probeweise aussprechen konnte, stand schon ein Typ mit Mikro und Headset neben mir. Das Headset stülpte er mir über den Kopf, das Mikro drückte er mir in die Hand. Nachdem er verschwunden war, hörte ich eine metallische Stimme in meinen Ohren: three, two, one …

Einfach fragen, manchmal klappt es

Nicht nur einmal fragte ich mich an diesem Tag, wie ich überhaupt hierhergekommen war. Wie schaffte es eine Frau in meinem Alter, Mutter zweier Kinder ohne nennenswerte Modelerfahrungen, auf den berühmtesten Laufsteg der Welt? Mein Geheimnis war wohl meine Unverschämtheit. Frech zu sein hatte mir in meinem Leben schon oft gute Dienste erwiesen. So auch hier.

2024 begann ich, mich intensiv mit dem Plan *New York Fashion Week* zu beschäftigen. Ich war damals mitten in meinem 14-Tage-Ernährungsplan. Mit ihm wollte ich nicht nur Kilos verlieren, sondern mich endlich auch wieder richtig wohl und glücklich in meinem Körper fühlen.

Das passte nicht nahtlos zu meinen Botschaften als Curvy-Model. Jeder Körper ist anders und jeder ist auf seine Art schön, hatte ich immer betont. Dazu stehe ich weiterhin. Das Wichtigste ist aber, dass sich ein Mensch in seinem Körper wohlfühlt. Ob er das tut, kann nur er oder sie selbst beantworten. Ich tat es damals nicht mehr. Deshalb wollte ich etwas ändern. Ich hatte einen Plan und ein Ziel. Ich wollte mir meinen Lebenstraum von der New York Fashion Week erfüllen. Ich wollte Fotos von mir, wie ich über den Steg lief, meine Füße dort, wo die Köpfe der Besucher waren. Wenn das keine Motivation war, mein Leben zu ändern, was dann?

Bereits lange im Voraus buchte ich Flüge nach New York. Die Fashion Week war im Februar, da hatten meine Kinder Semesterferien und waren bei ihrem Vater. Eine der wenigen Zeiten, die ich ganz für mich allein hatte. Außerdem kaufte ich mir ein Ticket für die Fashion Week für rund zweihundert Euro. Ich würde also während der Fashion Week in New York sein und jedenfalls zusehen. So viel stand schon einmal fest. Aber würde ich auch mitmachen können?

Um das zu erreichen, wandte ich meine journalistischen Fertigkeiten an. Jeden Abend, wenn alle anderen Kollegen schon nach Hause gegangen waren, recherchierte ich, welche Designer bei der New York Fashion

Week 2025 ihre Kollektionen präsentieren würden. Und ich schrieb sie einfach alle der Reihe nach an. Ich schickte einige Fotos von mir mit, einen Lebenslauf und mein Instagram-Profil. Auf Englisch stellte ich mich vor und bewarb mich als Model.

Dass ich extra für die Fashion Week nach New York fliegen würde, erwähnte ich nicht. Stattdessen schrieb ich, ich sei zufällig ohnehin in der Stadt. Glauben würde mir das wahrscheinlich niemand, aber es würde wohl auch niemand darüber nachdenken. Ein bisschen Flunkern war außerdem doch erlaubt.

Die Antworten blieben aus. Was zu erwarten gewesen war, dennoch versetzte es mir einen kleinen Stich in der Brust, jedes Mal, wenn ich daran dachte. Nach ein paar Monaten hatte ich die ganze Sache aber wieder vergessen.

Mein Leben hatte sich dank der Veränderungen, die ich in diesem Buch beschreiben werde, grundlegend verbessert, und ich fühlte mich so gut wie noch nie zuvor. Auch ohne New York Fashion Week.

Als ich dann kurz nach Weihnachten meinen Instagram-Account öffnete, bemerkte ich, dass ich einige Nachrichten erhalten hatte, mit denen ich zunächst nichts anfangen konnte. Es ging um Termine. Wann ist Fitting? Wann ist Make-up? Welche Schuhe? Welche Haare?

Verwundert las ich die Nachrichten. Jemand hatte mich in eine Modelgruppe hinzugefügt, bemerkte ich schließlich. Nach Spam sah es nicht aus. Irgendein Designer musste meine E-Mail gelesen und mich als Kandidatin in Betracht gezogen haben. War das zu fassen?

Kurz darauf schrieb mich über Instagram die bayrische Designerin Pia Bolte an. Die Wahl-Münchnerin designte für ihr Modelabel ausgefallene Jacken und Kleider, jedes Stück ein Unikat. Als ehemalige Teleshopping-Mitarbeiterin hatte sie inzwischen bereits zwei Fashion-Shows in New York gemeistert und hinterher verkündet, dass die Amerikaner mutiger seien als die Deutschen. Zum Glück für sie, denn ihre im Schnitt rund 1.500-Euro-teuren Jacken und Kleider waren alle hip, ungewöhnlich und auch ein bisschen abgefahren. Dabei bot sie auch Übergrößen an, was mir sympathisch war. »Hey Martina«, schrieb sie. »Ich habe deine Mail bekommen und suche noch Models. Komm doch zum Fitting!«

Das war der Moment, in dem ich völlig ausflippte. Zum Glück konnte mich dabei niemand sehen, er oder sie hätte mich wohl für verrückt erklärt.

Wie genial war das denn?

Hatte mich gerade wirklich eine Designerin zum Casting für die New York Fashion Week eingeladen?

Ich las den Text noch einmal. Kein Zweifel. Ich war wach und das war kein Traum. »Pia«, schrieb ich sofort zurück, »ich kenne dich zwar nicht, aber ich schreie, schreie, schreie! Ja, klar komme ich gern!«

»Das Fitting ist morgen in München«, schrieb Pia. »Kannst du?«

Natürlich konnte ich. Ich verschob sofort alles und fuhr am nächsten Tag in der Früh nach München. Im

Showroom sah mich Pia erst mal von der Seite an. Sie wusste inzwischen aus eigener Erfahrung, wie hart das Business war, und wollte in New York eine gute Show abliefern. New York war für sie und ihr Label eine wichtige Plattform, um sich zu präsentieren. Alles andere als eine absolute Vollprofi-Leistung war zu wenig. Da zählte es nicht, dass ich Moderatorin beim österreichischen öffentlich-rechtlichen Sender ORF war, das war ihr völlig egal.

Zu meinem Unglück passte ich in keine ihrer Kollektionen für die Fashion Week. Die Stücke hatten Größe 36, ich war 38 oder 40. Drohte mein Traum so schnell wieder zu platzen? »Dann müssen wir dir halt den Jogginganzug geben«, sagte Pia schließlich, nachdem sie mich lange eingehend gemustert hatte.

»Wann soll ich wo sein?«, fragte ich nach der Anprobe.

»Am 5. Februar in den Hudson Yards in New York«, sagte sie. »Um 20 Uhr geht's los.«

Ich würde pünktlich sein. Eh klar.

Getragen werden vom Geist einer Show

Jemand zog mich nach vorn. Unversehens war ich nicht mehr in der hintersten Reihe, sondern die Erste am Laufsteg. Ich bekam einen Schubs. Und da stand ich. Von vorn gaffte das Publikum, von hinten starrten die Models, und wahrscheinlich stellten sich alle die gleiche Frage wie ich mir selbst: Was macht die da? Wer ist denn das?

Ich hob das Mikrofon an den Mund. »Good evening«, sagte ich. »Welcome to the fashion show of Pia Bolte, a German designer.« Alle starrten mich stumm an. Gelangweilt. Bloß nicht haspeln. Ich versuchte, so ruhig wie möglich zu sprechen. Als Moderatorin wusste ich, wann ich das Publikum hatte und wann nicht. Das war so ein Moment. Ich hatte es nicht. »Ich komme aus Österreich, deswegen klinge ich wie Arnold Schwarzenegger«, sagte ich.

Für einen Moment geschah nichts. Dann verwandelte sich das Schweigen in Gelächter. Jetzt hatte ich es. »Wir haben auch einen Online-Shop«, sagte ich nun selbstbewusster. »Der ist 24 Stunden an sieben Tagen die Woche geöffnet.«

Noch mehr Lacher und nun konnte auch ich lächeln. Nach ein paar weiteren Worten drehte ich mich um und ging zu meiner Gruppe zurück, wo ich einem Techniker das Mikro und das Headset übergab. Pia reckte den Daumen in die Höhe.

Das Schwierigste lag noch vor mir. Der Grund, warum ich überhaupt hier war. Ich würde mit diesen himmelhohen Schuhen möglichst elegant über den Laufsteg wandeln müssen. Lächeln war verboten, die Miene musste ernst und unbeteiligt bleiben, obwohl ich doch so gern lachte. Ich würde von allen Seiten angestarrt werden auf dem Weg nach vorn, inmitten des Blitzlichtgewitters. Am Ende des Stegs durfte ich einen kurzen Moment im

Zentrum der Aufmerksamkeit stehen, dann musste ich umdrehen und wieder zurück. Alles in allem weniger als eine Minute. Es würde die längste Minute meines Lebens werden. So viel stand fest. Und eine der Unvergesslichsten, was immer da auch passieren würde.

Die Mädels vor mir setzten sich in Bewegung. Nun gab es keine Zeit mehr, um nachzudenken.

Als ich an der Reihe war, stellte ich einfach einen Fuß vor den anderen. Ich bemühte mich, alle Menschen samt ihren Videokameras und Fotoapparaten zu ignorieren, über sie hinwegzublicken, einen Punkt irgendwo im Raum zu fixieren. Nichts konnte mich jetzt noch aufhalten.

Ich zuckte mit keiner Wimper, als ich meinen Gang absolvierte. Jetzt passierte alles wie von selbst. Keine Nervosität mehr. Kein Schmerz. Es war wie getragen werden vom Geist der Show. Es war besser als fliegen.

Als es vorbei war, setzte der Rausch der Aufregung erst so richtig ein.

Hinter der Bühne erwartete mich eine riesige Party. Wir, Pias Models, standen beieinander und feierten den erfolgreichen Auftritt. Die meisten waren Ukrainerinnen oder Russinnen. Ich verstand sie kaum, aber das war in diesem Moment egal. Wir alle waren überglückliche Frauen, in ihrer Euphorie vereint. Wir lachten und fielen einander um den Hals.

Ich hatte es tatsächlich geschafft.

Ich hatte ein Jahr lang so hart an mir gearbeitet wie nie zuvor.

Ich hatte für diesen Tag, für dieses scheinbar so unrealistische Ziel für eine Frau wie mich, keine geheimnisvollen Zauberkräfte entwickelt oder Geld für unerschwingliche Therapien ausgegeben. Ich hatte einfach ein paar effektive Veränderungen in meinem Lebenswandel vorgenommen. Veränderungen, die ich mir daheim in wenigen ruhigen Minuten zurechtgelegt und dann durchgezogen hatte. Damit hatte ich es tatsächlich geschafft, diesen Lebenstraum zu verwirklichen.

Es gab sie jetzt, diese Fotos von mir auf dem Laufsteg der größten Modeshow der Welt, der New York Fashion Week. Kaum jemand hatte in dieser Sache an mich geglaubt. Am Anfang hatten auch die wenigen guten Freundinnen und Freunde, denen ich davon erzählt hatte, bezweifelt, dass ich es schaffen würde. Ich, die alleinerziehende Mutter. Die Einzelkämpferin. Die Frau, die immer um Jobs rang, immer hinter etwas her war, die immer schauen musste, dass alles lief.

Reich würde es mich nicht machen, wenn ich mein Ziel erreichte, das war mir von Anfang an klar gewesen. Es ging mir auch nie ums Geld, nicht einmal um die Aufmerksamkeit. Es ging mir darum, etwas nur für mich zu tun, nur für Martina Reuter. Für niemanden sonst. Trotz aller Widrigkeiten war ich drangeblieben.

In diesem Buch erzähle ich, wie es mir gelang, mein Wunschgewicht zu erreichen und mich rundum wohlzufühlen, mit meinem Körper und mir selbst. Davor möchte ich noch etwas loswerden, das du jetzt, während der Lektüre und danach im Hinterkopf haben solltest:

Wenn ich es schaffe, schaffst du das auch! Egal, was deine Ziele sind. Egal, was du nur für dich selbst und niemanden sonst tun willst. Versuche es mit der 14-Tage-Formel. Ich kann sie dir nur ans Herz legen.

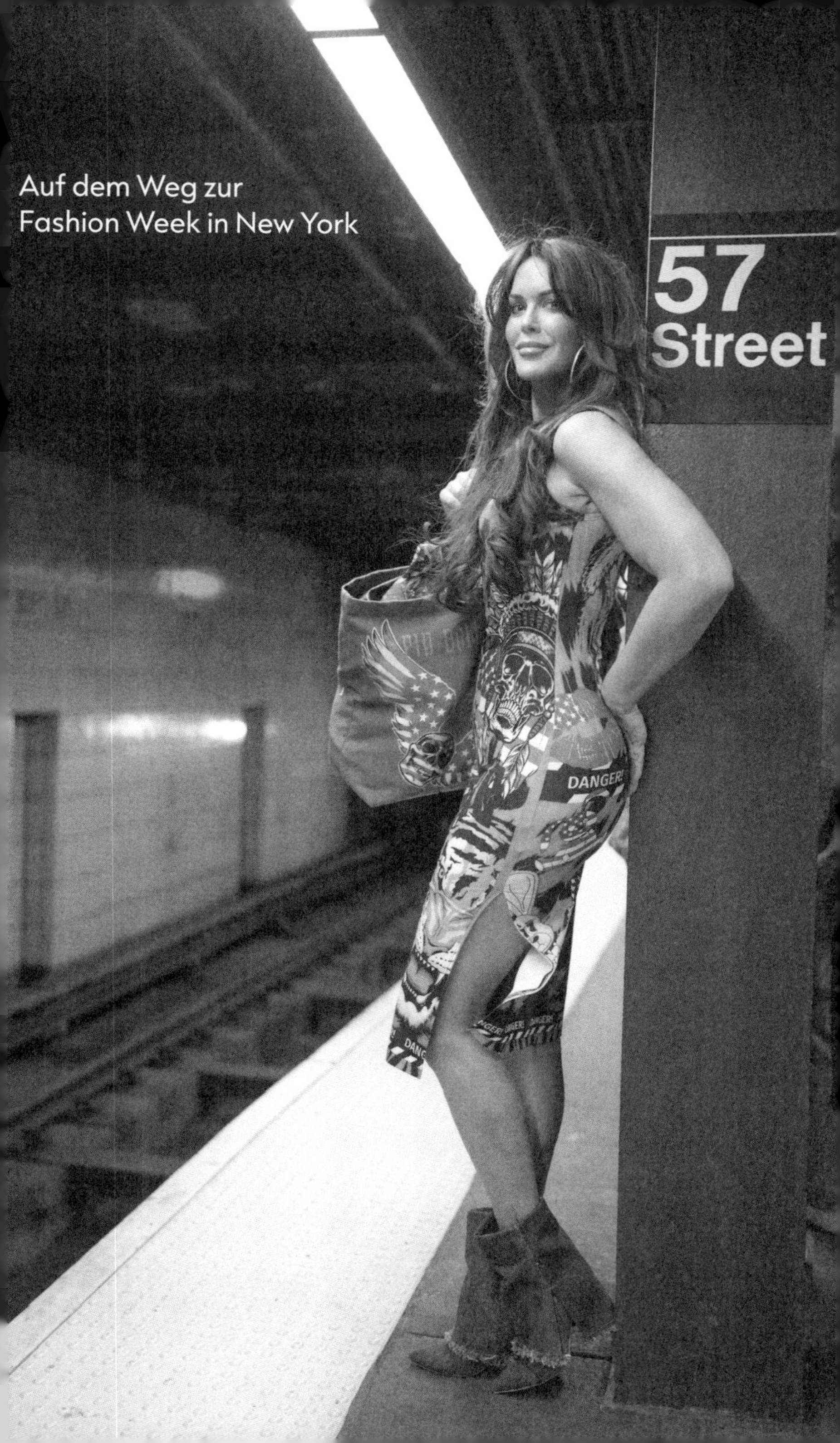

Auf dem Weg zur
Fashion Week in New York

Kapitel zwei

WIE ICH DICK WURDE

Wer schlank bleiben will, muss seine Ernährungsgewohnheiten ständig im Auge behalten und an seinen Lebensstil anpassen. Mir war das immer nur so halb bewusst gewesen, und außerdem hatte ich schon genug andere Herausforderungen zu bewältigen. Job, Schwangerschaften, Kinder. Da wollte ich mich nicht auch noch mit Diäten herumschlagen, die dann sowieso nicht funktionieren. So fing es an.

Als Plus-Size-Model und Curvy-Fashion-Beraterin zur New York Fashion Week. Klar hat das nicht allen, die mich kennen, gefallen. »Sie verrät ihre Fans«, schrieben Hater in den sozialen Medien. Body Positivity sei für mich nur ein PR-Gag gewesen. Zuerst ärgerte mich das, aber heute lasse ich es nicht mehr an mich heran, ebenso wenig wie überschüssige Kilos.

Diese Menschen verstehen nicht, worum es geht. Sie haben eine völlig falsche Sicht auf Body Positivity. Davon später noch mehr. Vor allem kennen sie nicht den Weg, den ich zurückgelegt habe.

Hinter jedem überschüssigen Kilo steckt eine Geschichte. Bei jeder Frau und bei jedem Mann, bei jedem Kind. Damit ihr versteht, wie ich dorthin kam, wo ich heute bin, möchte ich euch die Geschichte meiner Kilos erzählen.

Essen als Familientradition

Essen war immer mehr als bloße Notwendigkeit für mich. Bereits mit meinen Eltern waren Mahlzeiten Rituale, die Ordnung ins Leben brachten. Ich wuchs mit dem Grundsatz auf: Essen ist wertvoll. Nichts wird übriggelassen.

Ich verstehe diesen Ansatz, vor allem, wenn ich ihn aus dem Blickwinkel der Generation meiner Eltern betrachte, die mit viel mehr Entbehrungen aufwachsen mussten als ich. In einer Welt, die von allem zu viel hat, die von allem mehr hat, als wir vertragen, kann sich dieser Grundsatz aber schnell gegen uns wenden.

Meine Mutter war und ist eine leidenschaftliche Köchin. Sie liebt es, für andere Menschen aufzutischen und sie zu verköstigen. Mir ließ sie es nie an etwas mangeln, eher im Gegenteil. Für sie war ich schnell einmal »zu dünn«. Auch nachdem ich mit meiner Formel die ersten Kilos losgeworden war, musterte sie mich erschrocken. »Martina, bist du dünn geworden!«

Ja, Mama. Das war der Plan.

Meine Mutter ist die wunderbarste Frau, die ich kenne. Sie ist mir Vorbild in vielem. Mit ihrem Gewicht hatte sie aber ihr Leben lang zu kämpfen. Sie war nie der Typ für Sport und Bewegung. Das interessierte sie nicht. Lieber blieb sie zu Hause, kümmerte sich um den Haushalt, tischte auf und sorgte für gesellige, wunderschöne Abende mit der Familie.

Als Kind bekam ich mit, wie sie versuchte, mit dem Weight-Watchers-Programm abzunehmen. Was ich sah, verband ich mit Stress, Frustration und Enttäuschung. Sie quälte sich durch das Programm, versuchte, allen Schritten gerecht zu werden. Sie schaffte es auch, Gewicht zu verlieren, allerdings immer nur kurzfristig. Sobald sie das Programm beendete, nahm sie wieder zu. Das löste erst recht Frust aus.

Schon früh nahm ich also Abnehmen und Diätprogramme als etwas Schlechtes wahr. Als etwas, das für negative Gefühle sorgte.

Ich betrachtete es nicht als Befreiung, sondern als Käfig, in den sich Menschen selbst sperrten, um anderen zu gefallen. Anstatt zu lernen, sich so anzunehmen, wie sie sind, und sich als schön zu empfinden.

Diese Erfahrungen haben mich tief geprägt.

Essen dagegen war für mich durch meine Erziehung mit positiven Gefühlen verbunden. Mit Geborgenheit, Sicherheit und Liebe. Als Trost, zur Belohnung, als Geschenk, das Freude machen sollte. Als kleine Aufmerksamkeit gab es während meiner ganzen Kindheit immer etwas Essbares, Kuchen und Torten, Schokolade und Bonbons, ein Eis, manchmal Pommes mit Ketchup.

Inzwischen weiß ich auch von vielen anderen Betroffenen, welche Folgen das hat.

Wenn uns unsere Eltern in unserer Kindheit mit Essen trösten und belohnen, essen wir als Erwachsene nicht nur aus Hunger und Genuss, sondern auch, wenn es uns gerade an Belohnung, Freude oder Liebe mangelt. Wenn uns etwas schmerzt, stresst oder fehlt. Wir müssen diesen Zusammenhang in seiner Tiefe verstehen, um dieser Ernährungsfalle zu entkommen.

Und dann kamen auch noch die Schwangerschaften.

Schwangerschaft als Gewichtstreiber

Während meiner Schulzeit war ich immer schlank gewesen. Soweit ich mich erinnere, konnte ich essen, so viel ich wollte, ohne zuzunehmen. Ich bewegte mich gern. Bewegung war fixer Bestandteil meiner Freizeitgestaltung. Damals hingen wir Kinder noch nicht vor Smartphones oder Tablets ab, sondern waren fast bei jedem Wetter irgendwo draußen unterwegs.

Damals entdeckte ich auch das Laufen für mich. Es machte mir Spaß. So wie Essen für mich immer schon mehr als Ernährung war, war Laufen mehr als Sport. Es war Hirnreinigung. Meine Gedanken konnten dabei in alle Richtungen schießen und ich konnte meinen Kopf so richtig durchlüften.

Selbst später, als ich mein Höchstgewicht von 95 Kilo erreicht hatte, lief ich noch regelmäßig, ohne es als Sport oder Mittel zum Abnehmen zu betrachten. Es war weiterhin vor allem Gehirnhygiene für mich. Ich lief zwar langsam, fühlte mich danach aber trotzdem jedes Mal besser.

Mit meiner ersten Schwangerschaft veränderte sich mein Körper allerdings. Ich nahm zu, wie es vielen Frauen passierte, und akzeptierte es. Ich sah es als normalen Teil jeder Schwangerschaft. Erst als ich entbunden hatte und das hinzugekommene Fett auch Monate nach der Geburt nicht verschwand, begriff ich, dass da etwas nicht mehr so war wie früher.

Als Mutter hatte sich mein Lebensstil verändert, aber ich hatte meine Ernährung nicht angepasst, sondern weitergemacht wie bisher. Damit begann meine Veränderung von einer normalgewichtigen, etwas molligen Frau hin zu Plus-Size. Und es blieb nicht bei einer Schwangerschaft. Ich habe zwei Kinder und bei der zweiten Schwangerschaft spielte sich das Gleiche noch einmal genauso ab.

Ich liebe meinen Sohn und meine Tochter mehr als alles andere auf der Welt, aber sie waren echte Gewichtstreiber. Ich bin dankbar und glücklich, dass sie mich heute dabei unterstützen, diese Kilos wieder zu verlieren. Sie und auch einige andere. So viel vorweg, und ich werde darauf noch näher in einem eigenen Kapitel eingehen:

Es braucht ein ganzes Dorf, um ein Kind zu erziehen, heißt es, und es braucht auch ein ganzes Dorf, um abzunehmen. Es braucht jemanden, der das wirklich will, der es sich in den Kopf setzt und dranbleibt, aber es ist hilfreich, wenn andere mitmachen, unterstützen, bestärken und an den Erfolg glauben. Es braucht eine Dynamik, und von der können alle profitieren.

Ich werde noch erzählen, wie meine Mutter am Ende selbst substanziell abgenommen hat.

Viele kleine Entscheidungen

Die Schwangerschaften waren nicht das alleinige Problem. Da waren auch meine Ernährungsroutinen, die mir zunächst gar nicht aufgefallen waren. Sie hatten sich einfach eingeschlichen, ohne dass ich sie je hinterfragt hätte. Ich hielt sie für notwendig, um durch den stressigen Alltag zu kommen. Ich baute auf sie, um die Kraft zu bekommen, die ich brauchte. Dabei waren diese Routinen in Wirklichkeit schädlich und ungesund.

Zu meinem Job als Fernsehmoderatorin gehören Früh- und Nachtschichten. Oft muss ich aufstehen, wenn andere erst schlafen gehen, oder ich komme nach Hause, wenn der Mond schon hoch am Himmel steht. Wenn ich früher die Tür hinter mir schloss, war mein erstes Ziel der Kühlschrank. Das Essen als krönender Abschluss eines harten Tages. Das hatte ich mir doch wirklich verdient!

So kam es, dass ich immer wieder um halb zwei Uhr morgens in der Küche stand und Nudeln kochte, die mir dann schwer im Magen lagen.

Es kam auch vor, dass ich aus Stress ein oder zwei Tage kaum etwas zu mir nahm. War die stressige Zeit jedoch vorbei, überkamen mich prompt regelrechte Fressattacken und ich leerte meinen Kühlschrank wie ein Staubsauger. Ich aß dann viel mehr, als nötig gewesen wäre.

Die Ordnung in meinem (Ernährungs-)Leben kam mir allmählich abhanden. Frühstück, Mittagessen, Abendessen und sonst nichts. Diese Dinge. Was von der Ordnung blieb, waren Rituale, die mir auch nicht guttaten.

Wie groß das Problem mit der Ritualisierung der Ernährung ist, erkannte ich auch erst später. Jeden Morgen brauchte ich meinen Kaffee und etwas Süßes, das ich mir meist holte, wenn ich meine Kinder zur Schule brachte. Das war meine Routine. Weil ich mich müde fühlte, trank ich den ganzen Vormittag über Kaffee. Mittags ging ich meist mit Kollegen zu einer Imbissbude, das war praktisch und effizient. Für meinen Job, nicht für meine Gesundheit.

Heute weiß ich, was die dort angebotenen Lebensmittel mit uns machen. Dank ihrer aus Sicht der Hersteller cleveren Mischung aus Salz, Zucker und Fett treiben sie unseren Insulinspiegel zunächst steil nach oben. Wenn er ebenso steil wieder abfällt, wollen wir wieder essen, zumindest ein Stück Schokolade, und so sitzen wir in einer Ernährungsfalle, ohne es zu merken. Es kommt uns normal vor. Schließlich machen es viele so.

Bei mir musste es am Nachmittag der obligatorische Kuchen sein, mein absolutes Wohlfühlessen, klarerweise mit Kaffee. Wenn ich nicht mitten in der Nacht heimkam und den Kühlschrank plünderte, bestanden meine Abende entweder aus Dinner mit Freunden, was mehrgängige Menüs bedeutete, oder aus Fernsehabenden mit meinen Kindern. Wir hatten es uns angewöhnt, bei solchen Abenden neben der Couch ein kleines Buffet aufzubauen. Nur lag auf diesem Buffet leider weder Obst noch Gemüse. Da gab es Chips, Gummibärchen und Schokolade. Auch so ein Ritual. Geborgenheit, Liebe, Freude, wie gesagt.

Am Anfang redete ich mir ein, dass dies alles für die Kinder war. Ein schönes Familienritual, das uns zusammenschweißte. Essen als soziales Band, so wie ich es von meiner Kindheit kannte. Bald schon musste ich mir allerdings eingestehen, dass ich weit öfter zulangte als sie. Ganz abgesehen davon, dass auch die Falle mit dem Nichts überlassen oder gar wegwerfen dürfen zuschlug. Wenn sie etwas von ihrem Abendessen überließen, dann aß ich das auch, und es fühlte sich für mich gut und richtig an. Denn Essen, so war mir beigebracht worden, wird nicht verschwendet.

Ich trank gern Orangensaft, besonders in der Früh, allerdings keinen frisch gepressten, sondern den aus dem Tetrapack. Da sind schöne, saftige Orangen darauf abgebildet, aber in Wirklichkeit ist er voller Zucker. Während meiner letzten Beziehung tranken mein Partner und ich auch gern mal eine Flasche Wein oder Prosecco zum Abendessen. Wasser? Doch, das spielte schon auch eine Rolle in meinem Leben. Vor allem beim Duschen und Zähneputzen.

Das frühmorgendliche Laufen war so ziemlich die einzige bewusste Bewegung, die in meinem Leben stattfand. In den Job fuhr ich mit dem Auto. Dort saß ich dann den Großteil des Tages an meinem Schreibtisch. Zu Hause ließ ich mich erschöpft aufs Sofa fallen.

Mein Leben bestand aus vielen kleinen täglichen Entscheidungen, die mein Wohlbefinden ganz entscheidend beeinträchtigten und meinen Körper mit zusätzlichen Kilos belasteten.

Inzwischen habe ich eine Liste dieser Entscheidungen im Kopf:

- keine regelmäßigen Essenszeiten
- viele Snacks, die ich über den Tag verteilt zu mir nahm, ohne es zu merken
- kein Gefühl dafür, wann es genug war
- die Qualität des Essens war mir egal, es ging bloß darum, das Hungergefühl zu besänftigen
- zum Trinken Kaffee und Orangensaft, dazu gelegentlich der Alkohol, der die Entspannung förderte

Zuvor war Essen zu meiner Insel in der Hektik und dem Stress des Alltags geworden. Ständig redete ich mich heraus: Mein Job war anstrengend, mein Leben als alleinerziehende Mutter war hart. Ich hatte einfach keine Zeit, mich dann auch noch um Dinge wie Ernährung und Bewegung zu kümmern. Derlei war wohl für Single-Frauen mit Tinder-Dates gedacht, oder für kinderlose Paare, die sich die Zeit mit Wochenendtrips und Abendevents vertreiben konnten.

Diäten? Die kamen für mich nicht infrage. Wann und wie? Sie schienen so viel Raum im Leben zu beanspruchen. Und außerdem: Wo blieben dann die schönen Seiten des Lebens? Sie taten mir immer leid, die Kollegen, die es trotzdem versuchten, während alle wussten, das würde doch nichts werden.

Ich war nie der Typ gewesen, der Kalorien oder Kilos gezählt hatte, der Tagebuch geführt hatte über seine

Ernährungsgewohnheiten oder jeden Sonntag die Mahlzeiten für die kommende Woche vorbereitet hatte. Das würde die ganze Freude aus meinem Leben nehmen, da war ich mir sicher. Schließlich hatte ich schon bei meiner Mutter gesehen, wie deprimierend solche Versuche sein konnten.

Curvy-Me

Immerhin schaffte ich es lange, mich nicht dick zu fühlen. Stattdessen war ich curvy. Damit konnte ich lange Zeit gut leben. Es ging mir nicht schlecht, ich war nicht unglücklich. Außerdem fand ich mich zu jeder Zeit meines Lebens sexy. Denn sexy, davon bin ich überzeugt, hat nicht nur mit dem Gewicht zu tun. Da spielen viel mehr Dinge mit.

Sexy hat unabhängig von unseren Kilos auch mit unserer Ausstrahlung zu tun, mit unserem Auftreten, damit, wie wir uns kleiden oder schminken, wie wir sprechen, lachen und den Augenkontakt suchen. Sexy hat viel mit Selbstbewusstsein zu tun.

Selbstbewusstsein hatte ich immer genug gehabt und es gab immer genug Männer, denen ich gefiel. Mehr, als mir gefielen.

Außerdem ging mir dieser Wahn, einem bestimmten Schönheitsideal entsprechen zu müssen, eine bestimmte

Figur zu haben und eine bestimmte Kleidergröße nicht überschreiten zu dürfen, gehörig auf die Nerven. Es liegt in meinem Wesenskern.

Ich stehe zu dem, was ich bin. Wenn ich mich verändere, dann nicht wegen irgendjemandem, sondern nur für mich selbst.

Lange Zeit war ich eben curvy. Ich hatte nicht die geringste Lust, mich deshalb zu verstecken. Ich fing sogar an, aus meinem vermeintlichen Nachteil eine Stärke zu machen.

Damals war curvy im deutschsprachigen Raum noch etwas Neues. Das Bewusstsein, dass es für viele Frauen keine passenden Kleidergrößen gab, dass sie in der Mode und der Werbung vernachlässigt und ausgeklammert waren, setzte sich erst langsam durch. Ich wollte dazu beitragen, Menschen Mut zu machen, und ihnen dabei helfen, Scham zu überwinden.

Akzeptiere dich so, wie du bist, das ist auch heute noch mein Mantra. Denn erst dann kannst du etwas daran ändern.

Hätte ich mit dem Abnehmen begonnen, um irgendjemand anderem zu gefallen oder in der Hoffnung, darin mein ganzes Glück zu finden, wäre es mir niemals gelungen. Da bin ich mir sicher.

Ich war also curvy und ich stand dazu. Ich finde daran auch heute nichts Schlechtes. Die meiste Zeit meines Lebens war Schnitzel meine Lieblingsspeise. Ich habe mir sogar eine Schnitzelsemmel auf den Hals tätowieren lassen. Viele finden das verrückt. Manche hielten es für einen Marketing-Gag eines Curvy-Models. Beides traf nicht den Punkt, um den es mir ging. Ich wollte damit zeigen, dass ich mich für niemanden verbiege. Das ist bis heute so geblieben.

Was viele Kritiker meiner Transformation nicht verstehen: Menschen ändern sich. Curvy, okay. Aber ich fühlte mich in den vergangenen Jahren immer öfter müde und ausgelaugt. Es fiel mir zunehmend schwer, mich zu konzentrieren. Stiegen, die andere mühelos hinaufliefen, bereiteten mir Probleme. Ich fühlte mich viel älter, als ich war. Ich ertappte mich bei dem Gedanken: War das schon alles? Hatte ich nun, mit Mitte vierzig, das Beste schon hinter mir? Diese Gedanken erschreckten mich, denn eigentlich bin ich überhaupt nicht so. Ich wusste, ich musste etwas ändern. Doch es brauchte ein einschneidendes Erlebnis, damit ich das schließlich auch tat.

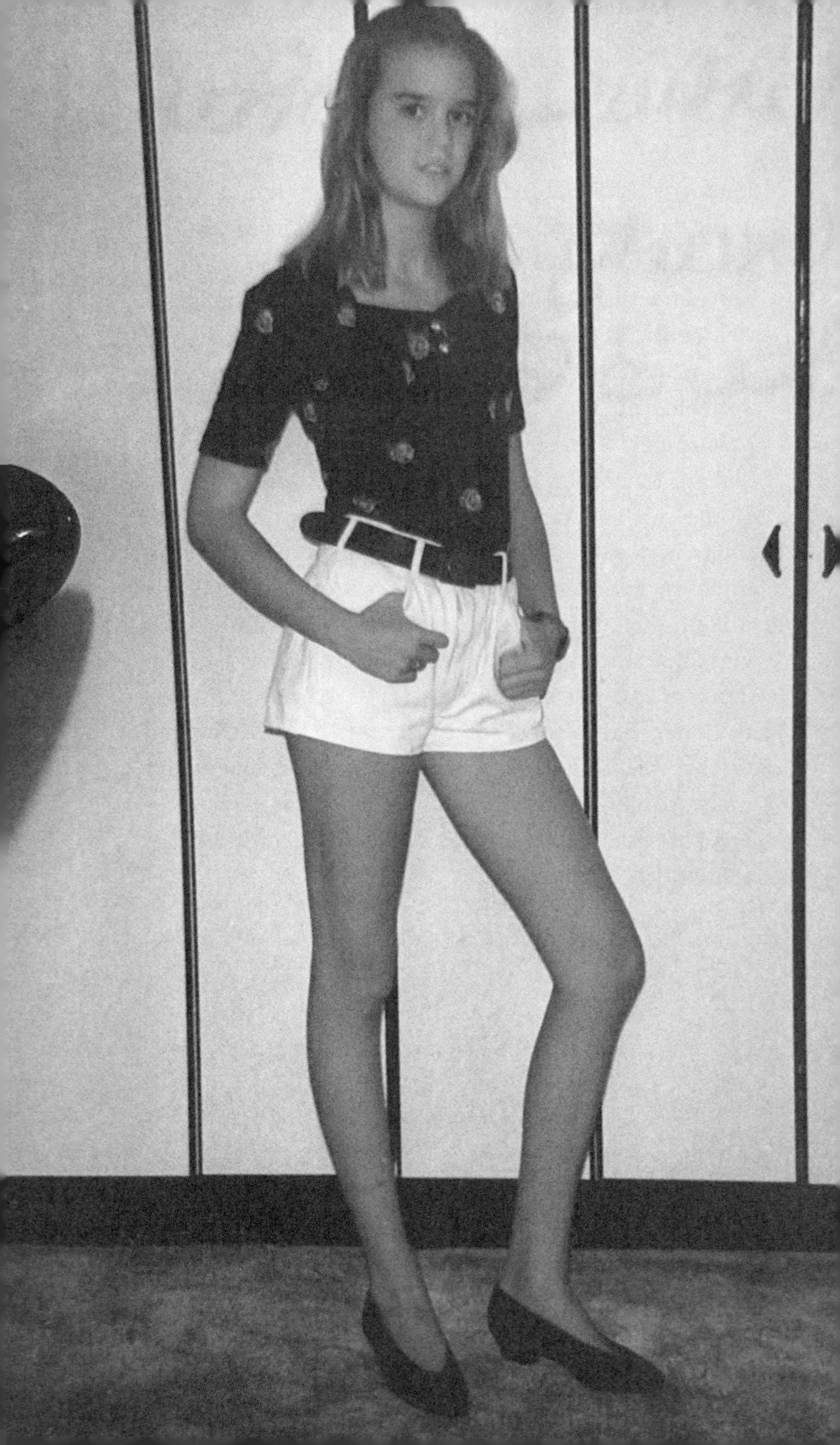

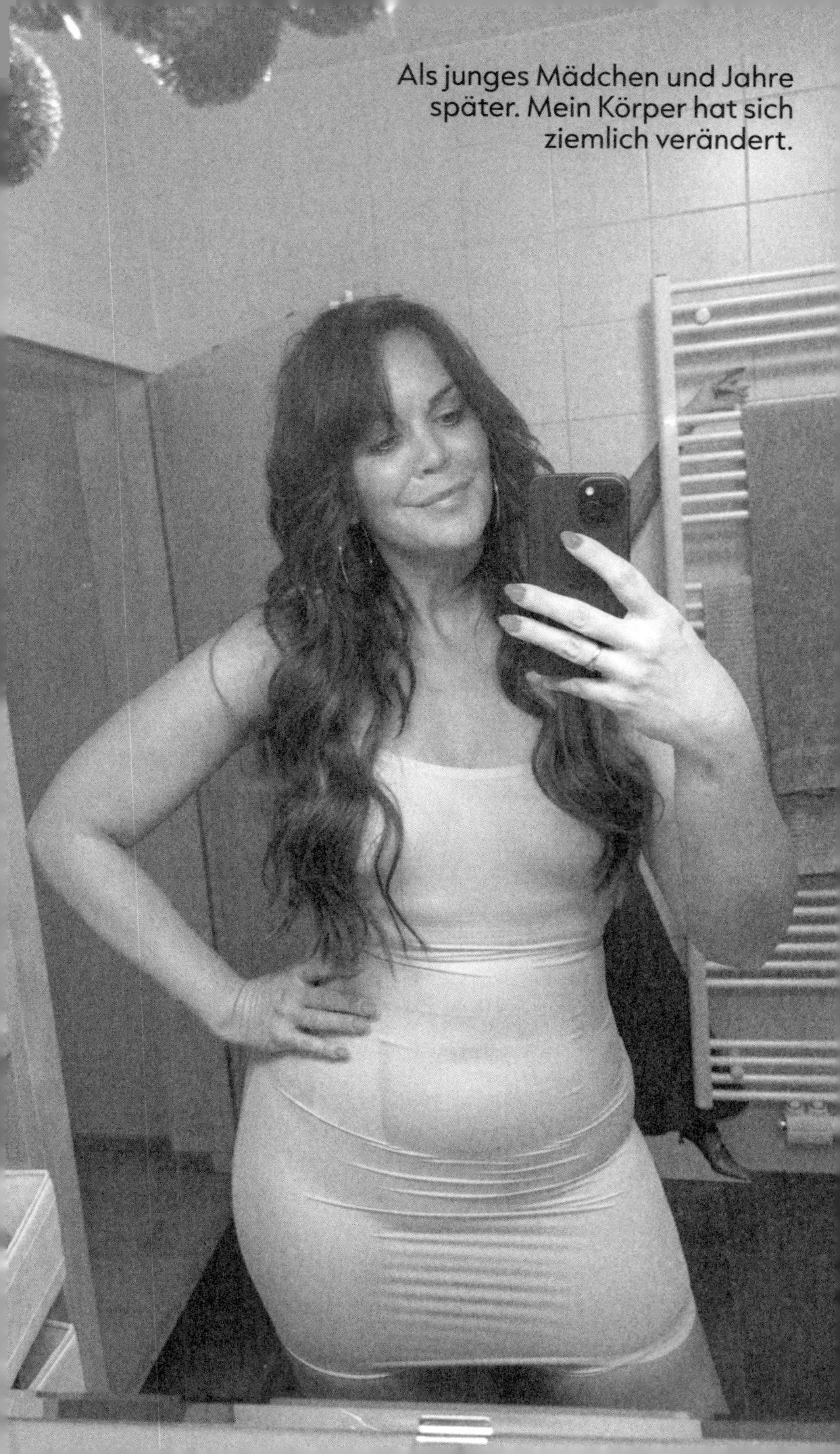

Als junges Mädchen und Jahre später. Mein Körper hat sich ziemlich verändert.

Kapitel drei

DER ENTSCHLUSS, ABZUNEHMEN

Es dauert lange, bis wir über Nacht dick sind. Ich begriff eines Tages, dass ich mich mit meinem Gewicht nicht mehr wohlfühlte, und hatte keine Ahnung, wie und wann ich den heiklen Punkt überschritten hatte. Auf einmal fühlte ich mich dick und deshalb war ich auf einmal dick, wie von einem Moment zum nächsten.

Es war der 17. März des Jahres 2024. 17. März, das ist der Geburtstag meiner Mutter. In Wien herrschte typisches Frühlingswetter mit milden Temperaturen und leichtem Wind. In den Nachrichten dominierten der Gaza-Konflikt, der Ukraine-Krieg und die russischen Präsidentschaftswahlen, bei denen sich Wladimir Putin für eine fünfte Amtszeit wiederwählen ließ. Doch an diesem Tag interessierte mich nur das Jubiläum meiner Mutter.

Es war ein schöner Geburtstag, resümierte ich am Abend danach. Meine Mutter hatte sich gefreut, die Kinder und mich zu sehen. Es hatte reichlich Kuchen gegeben und wir beide hatten zusammengesessen, während mein Sohn und meine Tochter herumliefen und spielten. Wir wärmten alte Erinnerungen auf und amüsierten uns prächtig dabei. Ich war glücklich, meine Mutter gesund und munter zu sehen. Etwas, das ich von mir selbst an diesem Tag allerdings nicht behaupten konnte. Jedenfalls nicht am Abend.

Denn als ich nach Hause kam, fühlte ich mich schlecht. Wie so oft, wenn ich von Festen und Veranstaltungen zurückkam. Kaffee und Kuchen. Von beidem hatte ich etwas zu viel genommen. Wie hätte ich ablehnen sollen, am Geburtstag meiner Mutter? Außerdem war ich passionierte Kaffeetrinkerin und Kuchen war eine meiner größten Schwächen. Ob mit Topfen, Schokolade oder Sahne, auf den Kuchen freute ich mich immer schon den ganzen Tag. Und natürlich auf die Schwarzwälder Kirschtorte.

Sie besteht hauptsächlich aus kalorienreichen Zutaten wie Schokoladenbiskuit, gezuckertem Schlagobers, eingelegten Kirschen, Kirschwasser und Schokoladenraspeln. Aus einer üppigen Kombination aus Fett, Zucker und Alkohol also, aber das war mir in dem Moment, in dem ich sie auf einem weißen Tellerchen mit einer zierlichen Gabel daneben vor mir hatte, immer ziemlich egal.

Wenn ich von harten Arbeitsstunden nach Hause kam, zeigte mir ein Stück Kuchen den Feierabend an. Ich freute mich so lange darauf, bis ich es hinuntergeschlungen hatte. Zu schnell, um wirklich etwas zu schmecken. Zu hektisch, um es zu genießen. Danach fühlte ich mich schlecht. Bis das Ganze am nächsten Tag wieder von vorn anfing.

So ging es mir auch nach dem Besuch bei meiner Mutter an diesem 17. März. Einmal mehr wünschte ich, ich hätte mich anders verhalten. Nicht zugegriffen. An diesem Abend betrachtete ich mich länger als gewöhnlich im Spiegel. War ich glücklich? War ich so, wie ich sein wollte? Die ehrliche Antwort lautete: Nein. Nein, ich fühlte mich nicht wohl. Ich fühlte mich energielos, müde.

Ich wusste, dass da viel mehr in mir steckte. Eine Energie und Kraft, die ich in mir vergrub, unter zu vielen Kilos.

Lange war ich glücklich gewesen mit meinen Kurven, ich hatte mich wohlgefühlt in meiner Haut. Doch schon seit geraumer Zeit war etwas aus dem Gleichgewicht geraten.

An diesem Abend wollte ich es wissen und stellte mich auf die alte Waage.

Wenn ich bei Freunden zu Besuch war, sah ich in den Badezimmern immer diese Waagen mit gläsernen schwarzen Oberflächen, auf denen die roten oder grünen Digitalanzeigen erst bei Belastung sichtbar wurden. Meine hatte noch ein rundes Fenster mit einer Nadel darin und sie war ziemlich verstaubt.

Was ich dort sah, erschreckte mich so sehr, dass ich zunächst hoffte, die Waage wäre nicht nur alt und verstaubt, sondern auch kaputt. Gleichzeitig wusste ich, dass ich die ganze ungeschönte und schreckliche Wahrheit vor mir sah.

95 Kilogramm.

Ich wusste nicht genau, was ich erwartet hatte, aber als die Nadel genau am dicken mittleren Strich zwischen neunzig und hundert stehen blieb, spürte ich einen Schock. Und auch Angst. War das jetzt der Rest meines Lebens? Wie hatte es nur so weit kommen können?

Curvy ist gut, nur gibt es da ein »aber«

Ich hatte wie gesagt lange Zeit kein Problem damit gehabt, curvy zu sein. Ich hatte sogar ein Buch mit dem Titel *Curvy me* geschrieben, für dessen Rückseite ich gemeinsam mit dem Verlag höchst engagiert formulierte: »Vorbei die Zeiten der ›Mode für mollige Frauen‹, die sich ausschließlich auf die Kunst des Kaschierens verlegt: Beauty-Expertin Martina Reuter zeigt, wie gutes Aussehen auch anders geht. Ihr Motto: Wir haben nichts zu verbergen!« So hatte ich das auch gemeint.

In dem Buch nannte ich kleine Tricks, von der richtigen Hose über die passenden Dessous und Accessoires bis hin zum herausfordernden Thema Bademode. Dazu lieferte ich Stilberatung sowie Frisuren- und Make-up-Tipps. Das alles, um verunsicherten Frauen mit ähnlicher Körperform wie der meinen Selbstvertrauen zu geben.

Kurvige Frauen können wunderschön sein. An der ein oder anderen Stelle ein wenig »mehr« zu haben, beeinträchtigte mein Wohlbefinden nicht. Doch irgendwann überschritt ich diesen bestimmten Punkt. Ich bemerkte es nicht und weiß nach wie vor nicht, wann genau es passiert war. Ab diesem Moment, am Abend nach der kleinen Geburtstagsfeier meiner Mutter, allein mit meiner alten Waage, war alles anders.

Ich vermied es, mich länger im Spiegel zu betrachten. Ich schob die Gedanken über mein Äußeres beiseite. Ich fühlte mich erschöpfter und müder, als ich in meinem Alter sein sollte. Bisher hatte ich nie wahrhaben wollen, dass diese Zustände mit meinen Alltagsgewohnheiten zu tun hatten, mit meiner Art, mich zu ernähren, mich zu bewegen, meinen ganzen Tag zu bestreiten. Bis zu diesem 17. März. Bis ich nach Hause kam, mein Gewicht auf der Waage sah und mich fragen musste, ob ich wirklich so weitermachen wollte.

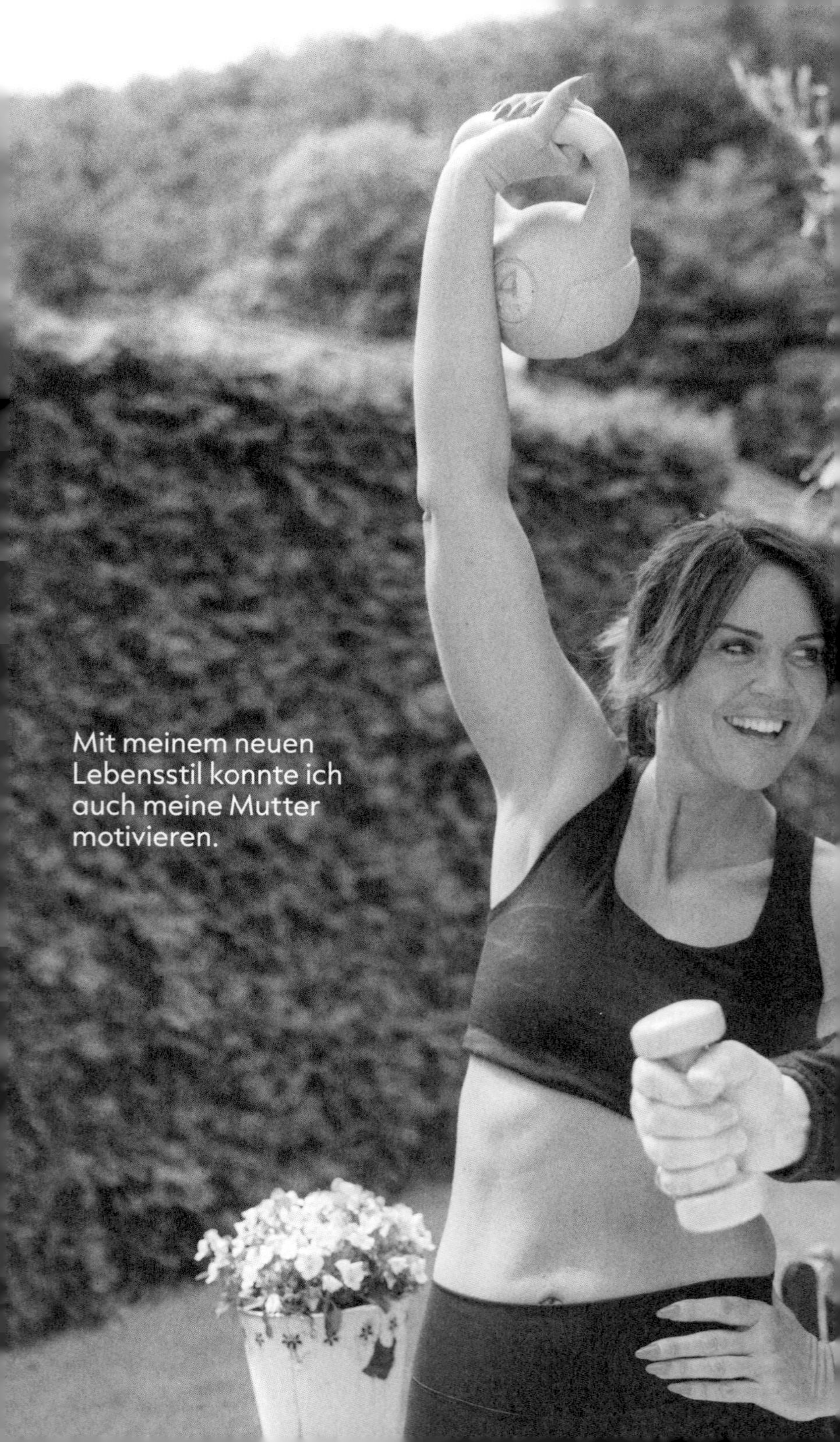

Mit meinem neuen Lebensstil konnte ich auch meine Mutter motivieren.

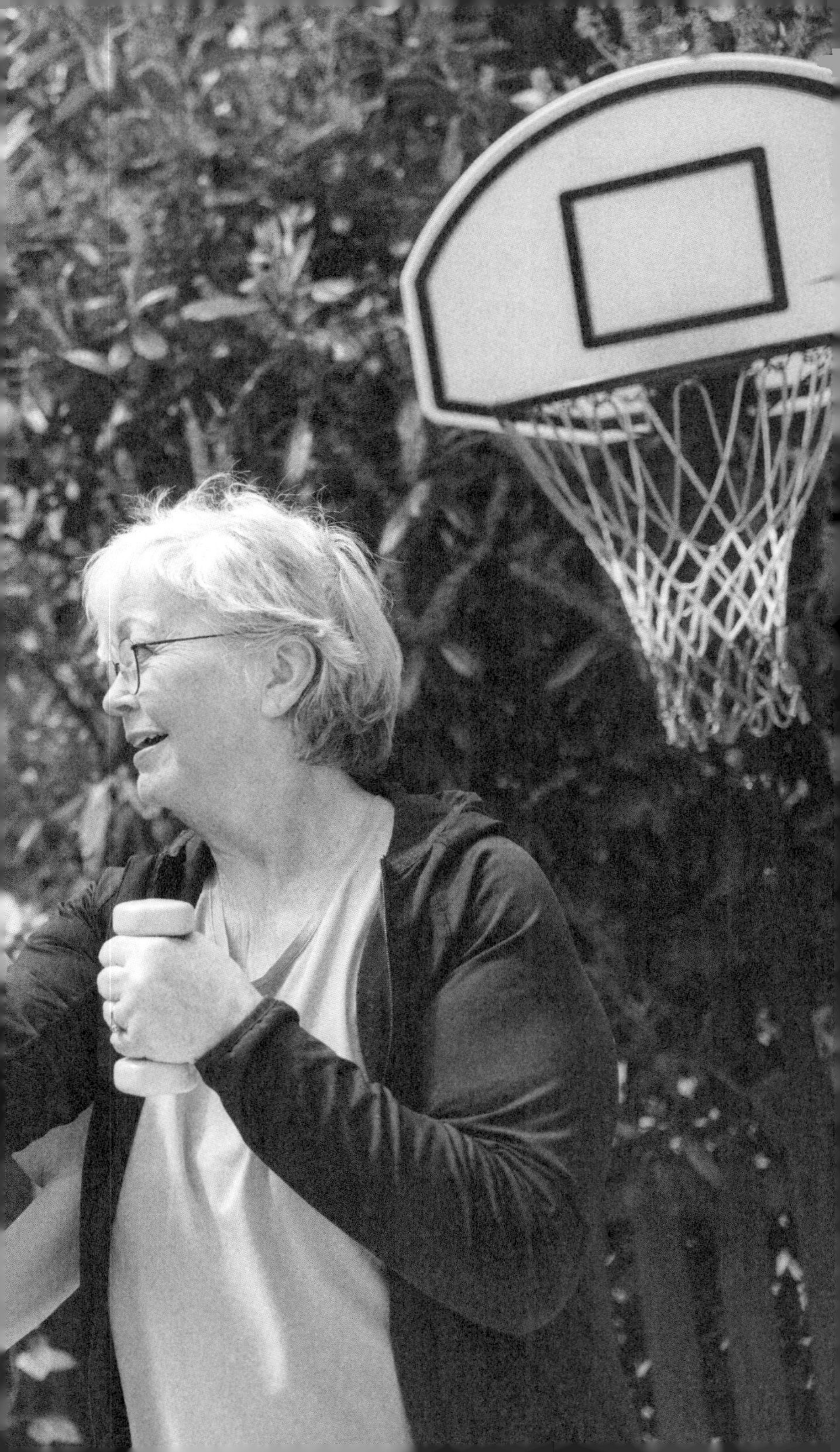

Kapitel vier

SO FUNKTIONIERT DIE 14-TAGE-FORMEL

Das Prinzip der 14-Tage-Formel beruht darauf, das eigene Gehirn auszutricksen. Das scheint ein Paradoxon zu sein, weil wir unser Gehirn brauchen, um einen Plan dafür zu entwickeln. Interessanterweise funktioniert das trotzdem.

Nach dem Besuch bei meiner Mutter wusste ich, ich musste etwas ändern. Ich wusste auch, was. Nicht weniger als mein ganzes Leben. Ich musste an den vielen kleinen Entscheidungen arbeiten, die dazu führten, dass ich ungesund lebte. Bloß wie sollte mir das gelingen? Schließlich konnte ich nicht von heute auf morgen alles umkrempeln. Es schien mir unmöglich, Liebgewordenes, das vielleicht schlecht, aber vertraut war, aufzugeben, jedes ungesunde Lebensmittel gegen ein gesundes zu tauschen. Vielleicht würde es mir kurzfristig gelingen, für ein paar Tage, womöglich sogar Wochen, aber es würde mich zu viel Energie kosten. Lange würde das bestimmt nicht gut gehen. Ich würde nicht durchhalten.

Ab jetzt nie wieder Schwarzwälder Kirschtorte? Nie wieder? Der Gedanke allein versetzte mich in Panik.

Also dann doch lieber eine Diät mit Kalorienzählen und genauer Essensplanung? Immer am Handy hängen: Wie viele Kalorien hat ein Stück Schwarzwälder Kirschtorte? Was echt? 300 bis 450? Meine Stücke hatten wahrscheinlich immer eher 450 oder sogar ein bisschen darüber, was dann schon in etwa ein Viertel der Kalorien ausmachte, die ich an einem Tag zu mir nehmen konnte. Oder nachlesen im Kleingedruckten auf den Verpackungen unter »Energie«? Bitte nicht! Schon weil die Augen mit der Zeit auch nicht besser wurden. Auch die Vorstellung, jeden Bestandteil einer Mahlzeit in eine App einzutippen, um mir die Kalorien anzeigen zu lassen, stresste mich ungemein.

Verzweiflung und Mutlosigkeit erfassten mich. Alles wirkte zu viel, zu groß. Wie sollte ich mein Leben jetzt ändern? Jahrzehntelange Routinen brechen? Als ich über das Problem nachdachte, kam ich auf eine Idee. Sie klang ein wenig verrückt, aber womöglich konnte sie die Lösung sein. Ich musste es zumindest probieren.

Wie ich mit der 14-Tage-Formel mein Gehirn austrickste

Der Mensch ist ein Gewohnheitstier. Abnehmen bedeutet, von einem körperlichen Zustand in einen anderen überzugehen, wir müssen also etwas verändern. Uns selbst und unseren Lebensstil. Mit Gewohnheiten brechen. Und das macht das Ganze so schwierig.

Aber was, dachte ich mir, wenn ich meine Lebensstiländerung in sehr viele kleine Schritte aufteilte? Wenn ich sie in so winzige Scheibchen schnitt, dass mir die einzelnen gar nicht richtig auffallen würden? So konnte ich eine Änderung nach der anderen vollziehen, nicht zu schnell und nicht zu brutal. Und irgendwann, ohne es zu merken, wäre ich eine völlig neue Martina. Das war zumindest der Plan.

Lebensstiländerungen in kleinen Schritten durchzuführen, konnte nur nachhaltiger sein, dachte ich weiter, zumindest für mich. Sie würden mich weniger überfordern und so würde ich sie länger beibehalten können. Große

Veränderungen wirkten immer so schnell abschreckend und Rückfälle waren vorprogrammiert, sobald die Motivation nachließ.

Kleine Schritte hingegen konnte ich besser in meinen Alltag integrieren und sie würden rascher Erfolgserlebnisse liefern, die mir guttun würden. Zudem würden sie dem Körper und meinem Geist ermöglichen, sich schrittweise an neue Routinen zu gewöhnen. Diese kleinen Änderungen konnten sich dann über Wochen oder Monate zu guten Ergebnissen summieren, da war ich sicher.

Kleine Schritte sind vielleicht gar nicht der langsamere, sondern oft der sicherste und letztlich auch schnellste Weg zu bleibenden Veränderungen.

Was wäre ein guter Zeitrahmen für diese kleinen Schritte? In welchem Abstand sollte ich sie setzen? Ich nahm mir vor, alle vierzehn Tage eine ungesunde Routine oder Gewohnheit in meinem Alltag durch eine gesunde zu ersetzen, und zwar zunächst immer nur 14 Tage lang, damit mich die Endgültigkeit nicht frustrierte. So würde ich mich sozusagen ans Aufhören mit etwas gewöhnen können, schauen, was es mit mir machte, und daraus meine Schlüsse ziehen.

Zwei Wochen schienen mir lange genug, so etwas durchzuhalten. Zwei Wochen kein Kuchen? Klingt vielleicht für Menschen, denen Kuchen egal ist, nach einer Kleinigkeit, aber für mich war das eine große Sache. Es kam mir so vor, als wäre schon allein damit nichts mehr so, wie es bisher war. Dabei würde ich immer im Hinterkopf haben, dass danach ein Stück Nuss-, Erdbeer- oder Schokoladenkuchen auf mich warten würde, vielleicht auch ein Gugelhupf oder, ja genau, eine Schwarzwälder Kirschtorte. Dann wäre statt Schlingen bestimmt tatsächlich Genießen angesagt.

Meinem Gehirn kam dieser Plan offenbar auch sinnvoll vor, denn die Panik, die ich zuvor beim Nachdenken über eine vollumfassende Diät verspürt hatte, war verschwunden. Alle 14 Tage eine Kleinigkeit zu verändern, 14 Tage lang, das würde wohl zu schaffen sein. Oder?

Die Sache mit dem Kaffee

Ich wollte meinen neuen Plan gleich ausprobieren. Womit sollte ich beginnen? Welche meiner Entscheidungen bereitete mir das meiste Unwohlsein, was war ein wichtiger, aber ungesunder Bestandteil meines Lebens, den ich als Erstes austauschen wollte?

Um es mir selbst zu beweisen, wollte ich gleich zu Beginn etwas weglassen, das ich jeden Tag zu mir nahm. Kuchen wäre nahelegend gewesen, aber davon kam ich wieder ab. Denn da gab es etwas, das mir sogar noch wichtiger war. Jeden Morgen brauchte ich meinen Kaffee so dringend wie ein Verdurstender in der Wüste eine Oase.

In meiner Entscheidung bestätigte mich ein Anruf meines Arztes Stefan Wöhrer. Wöhrer hatte das Institut

Permedio gegründet, das sich auf die modernsten Diagnosemethoden spezialisiert hatte. Mittels Gentests analysierte er mit seinem Team die genetischen Codes seiner Patienten und machte dabei so manche überraschende Entdeckung. Ich hatte über Bekannte von seinen Analyseverfahren gehört und wollte sie ausprobieren. Die Entschlüsselung meines Genmaterials sorgte tatsächlich für eine Überraschung. »Sie verfügen über einen genetischen Code, der öfter vorkommt, als viele glauben«, erklärte mir Wöhrer. »Sagen Sie, Frau Reuter, trinken Sie oft Kaffee?«

»Und wie«, antwortete ich, auch wenn ich nicht wusste, worauf er hinauswollte. Kaffee war für mich ein Lifestyle-Produkt, es gehörte zu meinem Alltag einfach dazu. In der Früh brauchte ich ihn, um richtig munter zu werden, doch dabei blieb es nicht. In der Folge brachte er mich durch den Tag. Kleine Kaffeepausen waren auch soziale Momente, in denen ich entspannen und mit Kollegen tratschen konnte. Während besonders stressiger Zeiten war er meine Lebensversicherung. Zumindest glaubte ich das.

»Ich muss Ihnen mitteilen, dass Ihr Körper auf Kaffee, genau genommen auf Koffein, nicht gut reagiert«, erklärte mir Wöhrer. »Ihre Gene sorgen zwar dafür, dass Sie die aufputschende Wirkung von Koffein gut spüren. Aber der Kaffee unterdrückt Ihre Wahrnehmung von Zucker. Sie merken nicht mehr so gut, wenn etwas süß schmeckt, und können so mehr davon essen.«

Außerdem, das erfuhr ich in der Folge, produziert Koffein Cortisol, das Stresshormon des Körpers. Schütten wir Cortisol aus, signalisiert das dem Körper, dass eine Anstrengung bevorsteht. Cortisol putscht uns auf. Doch ein Nebeneffekt davon ist, dass unser Körper nun Energie benötigt, und dafür wandelt er Glykogen in Leber und Niere in Glukose, also Zucker, um. Der versorgt durch das Blut unsere Organe mit Energie. Der Blutzuckerspiegel steigt, mit allen Folgen im Hinblick auf Heißhungerattacken.

Wöhrers Anruf veranlasste mich, meine Essgewohnheiten genauer zu untersuchen. Und es stimmte tatsächlich: Kaffee machte mich zwar munter, aber wenn ich genauer darüber nachdachte, aß ich fast immer etwas Süßes dazu. Kaum eine Kaffeepause ohne Kuchen oder eine andere Süßspeise. Erst als ich diese Gewohnheit reflektierte, merkte ich, wie ungesund das sein musste.

Mein Arzt hatte bestätigt, was ich schon länger ahnte oder zumindest fühlte: Kaffee machte mich dick!

Aller Anfang ist schwer

Damit war meine Entscheidung gefallen. Ich würde meine 14-Tage-Formel mit Kaffee beginnen. Doch die Vorstellung, diesen Geruch von gerösteten Bohnen und den herben, bittersüßen Geschmack aufzugeben, erweckte den Schweinehund in mir. »Überall heißt es doch, Kaffee sei gesund«, bellte er mir zu.

Ja klar, das wusste ich natürlich auch. Kaffee enthält zahlreiche Antioxidantien und bioaktive Substanzen, die Entzündungen hemmen und das Risiko für Krankheiten wie Typ-2-Diabetes, Parkinson und bestimmte Krebsarten senken können. Zudem kann er die geistige Leistungsfähigkeit steigern und die Stimmung verbessern, wenn er in moderaten Mengen konsumiert wird. Aber wog das alles das Risiko auf, seinetwegen zuzunehmen? War nicht Übergewicht erwiesenermaßen eines der größten Risiken, an modernen Zivilisationskrankheiten zu erkranken?

»Alle deine Kollegen trinken doch auch Kaffee«, bellte mein innerer Schweinehund weiter. »Das ist doch nur Flüssigkeit, wie soll die denn fett machen? Willst du dir das wirklich antun?«

Die Gewohnheit versuchte, ihre spitzen Krallen in meinen Tagesablauf zu schlagen, damit ich sie nicht loswerden konnte. Dabei hatte ich gerade eben die medizinische Bestätigung erhalten, dass Kaffee für mich nicht ideal war.

Nun kam mir meine 14-Tage-Formel zu Hilfe. »Es geht ja nur um 14 Tage«, sagte ich zu meinem inneren Schweinehund. »Dann schauen wir weiter.« 14 Tage schaffe ich bestimmt, dachte ich. Außerdem sah mein Plan ja vor, dass ich den Kaffee nicht einfach aufgab. Ich würde ihn vielmehr durch etwas anderes ersetzen. An seine Stelle, so sagte ich mir, würde etwas treten, das besser und gesünder war und mit dem ich mich wohler fühlen würde. Ein warmes Getränk zum Frühstück war der perfekte, angenehme Start in den Tag. Was konnte das sein? Heiße Schokolade wohl eher nicht, daran bestand kein Zweifel. Tee also. Warum nicht. Vorübergehend war das eine Lösung.

Also stellte ich meine Trinkgewohnheiten um. Kein Kaffee mehr, weder zu Hause aus der Espressomaschine noch aus dem Kaffeeautomaten im Büro. »Willst du einen Kaffee?«, fragten mich meine Kollegen wie immer, wenn sie sich selbst einen holten. Meine Antwort überraschte sie und anfangs manchmal sogar noch mich selbst: »Nein, danke«, sagte ich und fühlte mich mit jedem Mal, wenn ich es aussprach, stärker.

Stattdessen trank ich nun Tee, wobei ich darauf achtete, dass er nicht zu viel Koffein enthielt. Schwarztees mit besonders wenig Koffein stammen oft aus späteren Ernten oder enthalten größere Blattstücke, wie etwa Darjeeling Second Flush oder bestimmte chinesische Schwarztees wie Keemun. Auch entkoffeinierter Schwarztee ist eine Option, wobei beim Entziehen des Koffeins auch etwas Geschmack verloren gehen kann. Früchtetees trank ich jetzt auch, wobei ich auf alle gezuckerten verzichtete. Ich wollte schließlich schlechte Routinen durch gute ersetzen, und nicht schlechte durch schlechte. Manchmal half ein Schuss Milch, um mein Trinkerlebnis an das bei einer Tasse Kaffee heranzuführen.

Die ersten Tage waren die härtesten. Du kennst bestimmt den Spruch: Denke nicht an einen rosa Elefanten. Und woran denkst du sofort, nachdem du das gehört hast? Natürlich an einen rosa Elefanten. So war es am Anfang mit mir und dem Kaffee.

Auf Kaffee zu verzichten, bedeutete für mich, ständig an Kaffee zu denken. An seinen Geruch, seinen Geschmack, seine schöne, rostbraune Farbe, an das Ritual der Kaffeezubereitung.

Doch ich wusste, dass es einfacher werden würde, und konzentrierte mich immer nur auf die Gegenwart. Mit jedem verstrichenen Tag merkte ich, wie es mir tatsächlich leichter fiel, das verführerische Bild vom duftenden Kaffee beiseitezuschieben und es durch ein Bild von dampfendem Tee zu ersetzen.

Dabei zeigte sich zum ersten Mal ein Aspekt meiner Methode, den ich bisher immer als ihre möglichst große Schwachstelle beiseitegeschoben hatte. Denn klarerweise hatte ich von Anfang an vorgehabt, nach Ablauf der vierzehn Tage auch weiterhin auf Kaffee zu verzichten. Ich hatte also meinem Gehirn gesagt: Ich trickse dich aus, das kann ich dir schwer verheimlichen, falle aber bitte trotzdem darauf herein.

Ich weiß nicht, was die Hirnforschung dazu sagt, aber es ist jedenfalls interessant, wie Selbstmanipulation funktionieren kann. Denn obwohl ich mit einem offenen Geheimnis mir selbst gegenüber arbeitete, kreisten meine Gedanken ständig um diese zwei Wochen. Zwei Wochen schienen mir eine kurze Zeit zu sein, kaum der Rede wert. 14 Tage, und ein Tag verging so schnell. Schon waren es nur noch zwölf, dann acht. Der Fokus auf diesen Zeitrahmen ermöglichte es mir, meine Sehnsucht und mein Verlangen zu unterdrücken und letztlich zu besiegen. Als es nur noch vier Tage waren, freute ich mich auf meinen Tee und dachte kaum noch an Kaffee. Das war entscheidend für das Gelingen meines Plans. Nur dadurch konnte er funktionieren.

Als ich am Tag 14 meiner Challenge aufwachte und in die Küche ging, öffnete ich einen Schrank und holte eine Tasse heraus. Gähnend schob ich eine Lade auf und entnahm ihr einen Teebeutel. Während ich mir noch den Schlaf aus den Augen rieb, füllte ich den Wasserkocher auf und schaltete ihn ein. Kurz darauf stieg mir der Duft des Tees in die Nase, als ich das Wasser in die Tasse mit dem Beutel füllte. Es war Lapsang Souchong, ein chinesischer Tee aus größeren, reiferen Blättern, den die Hersteller traditionell über Holzrauch trockneten und der dadurch ein rauchiges Aroma bei vergleichsweise geringem Koffeingehalt hatte.

Noch vor meinem eigentlichen Frühstück wurde mir endgültig klar, dass ich es geschafft hatte. Kein einziges Mal hatte ich an diesem Morgen an Kaffee gedacht. Der Tee war zu einem so natürlichen Bestandteil in meinem Tagesablauf geworden, als wäre ich mein ganzes Leben lang schon eine Teetrinkerin gewesen.

Zufrieden setzte ich mich an den Frühstückstisch. Kaffee war geschafft, dachte ich. Was kam als Nächstes?

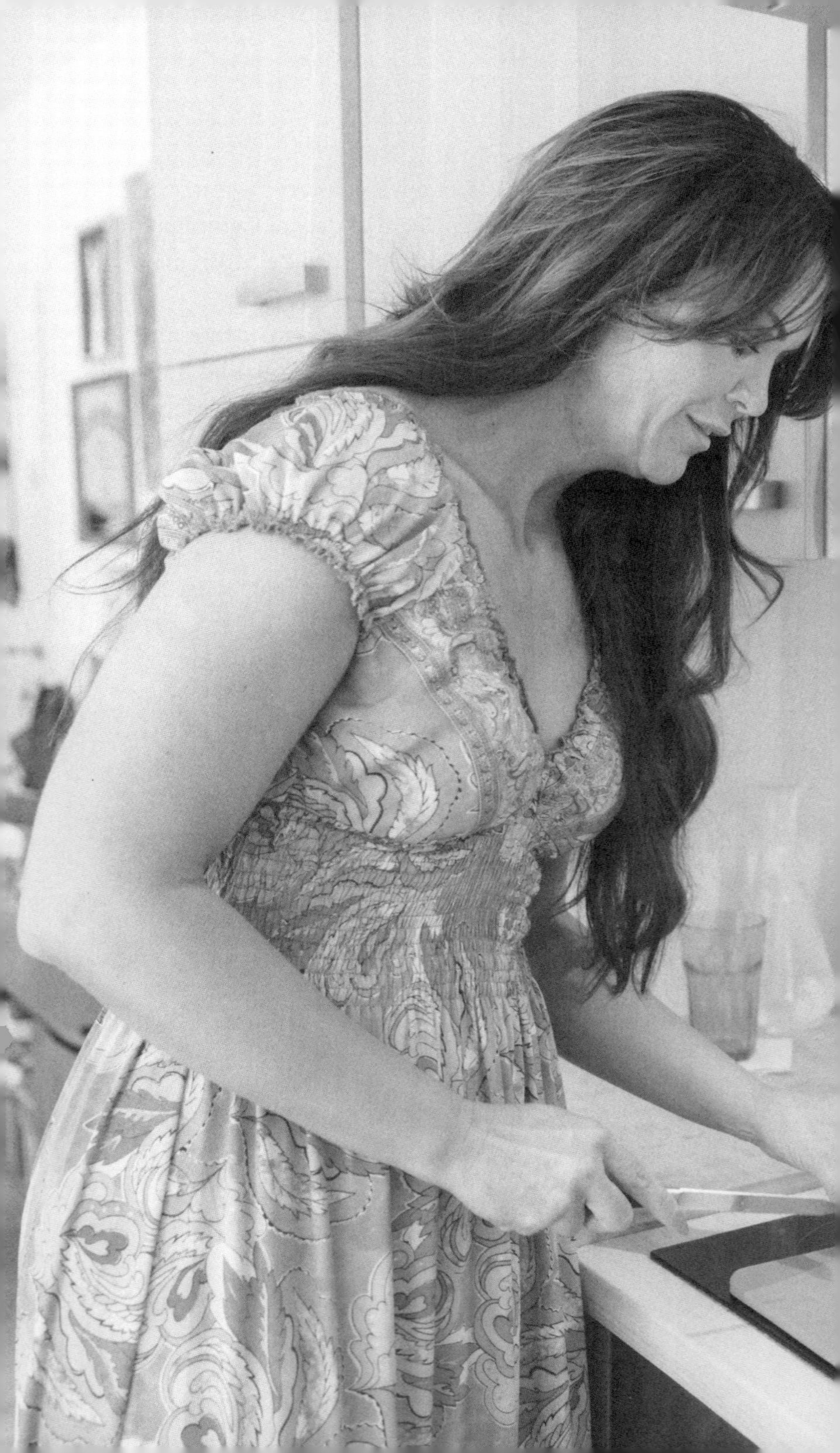

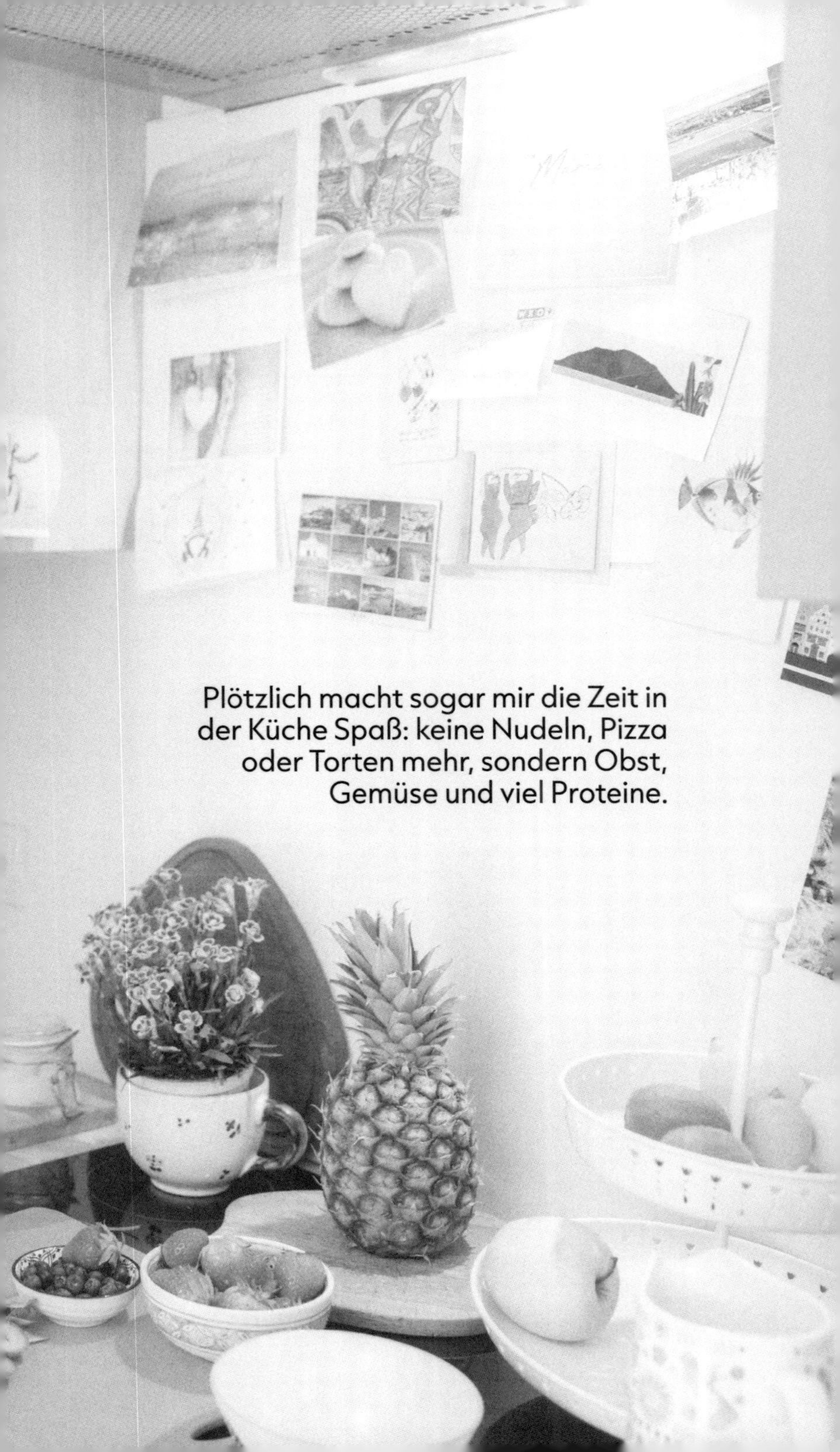

Plötzlich macht sogar mir die Zeit in der Küche Spaß: keine Nudeln, Pizza oder Torten mehr, sondern Obst, Gemüse und viel Proteine.

Kapitel fünf

MEIN WEGLASS-PROGRAMM

Wir können uns nicht einfach einem Veränderungsprogramm unterziehen und hoffen, dass es funktioniert, um hinterher zu denken, dass wir selbst schuld an seinem Scheitern sind. Hier ist eine der wichtigsten Erkenntnisse, zu der ich gelangt bin: Veränderung ist immer ein Ausprobieren, ein Sich-Herantasten, ein Flexibel-Bleiben. So kommen wir zu dem Programm, das zwar nur bei uns selbst funktioniert, dafür aber verlässlich.

In den folgenden Monaten wandelte ich konsequent im Zwei-Wochen-Rhythmus jede ungesunde Gewohnheit in eine gesunde um. Nicht immer fiel es mir leicht. Manchmal musste ich das scheinbar gesündere Produkt erneut ersetzen, wenn ich erkannte, dass es nicht zu mir passte. Es war ein ständiges Versuchen. Und ich bin sicher, jeder Mensch muss andere Gewohnheiten ersetzen und wird ganz eigene Alternativen finden. Hier möchte ich dir zur Inspiration bei der Entwicklung deines eigenen Programms zeigen, was ich ersetzt habe und welche Alternativen mir besonders halfen.

Nüsse, Buttermilch und Kefir statt Süßigkeiten

Nachdem ich es geschafft hatte, den Kaffee aus meinem Leben zu verbannen, wusste ich, es würde mit allen anderen Dingen auch klappen. Täglich hatte ich mehrere Tassen getrunken und nun, nach zwei Wochen, trank ich gar keine mehr. Doch obwohl Kaffee ein Fetttreiber war, nahm ich nicht ab, nur weil ich auf Kaffee verzichtete. Das war erst der Anfang.

Das nächste Ziel war schnell ausgemacht. Ich musste meine Zuckeraufnahme reduzieren. Zucker war einer der stärksten Fettturbos, so viel war klar. Zu viel Zucker führt zu Entzündungen im Körper und treibt den Blutdruck sowie die Blutfette in die Höhe, was das Risiko für Herzkreislauferkrankungen wie Herzinfarkte oder Schlaganfälle vergrößert. Zucker ist mitunter ein Grund für die meisten Zivilisationskrankheiten unserer modernen Gesellschaft. Kurzum: Zucker sollte im täglichen Leben eine so geringe Rolle wie möglich spielen.

Mein Hauptproblem dabei war meine bereits ausführlich beschriebene Begeisterung für Kuchen. Wenn ich meine Kids in der Früh zur Schule brachte, holte ich mir meist etwas beim Bäcker. Und dort lagen immer diese verlockenden süßen Versuchungen in der Auslage, denen ich selten widerstehen konnte. Eine Butternussschnecke von der Bäckerei Mann, ein Pistazien-Croissant von der Bäckerei Ströck oder ein Ribiseltascherl von der Bäckerei Anker. Das war für mich fast schon so etwas wie Liebe. Bei Tankstellen legte ich beim Bezahlen der Tankfüllung meist noch eine Tafel Rittersport oder einen Schokolade-Müsliriegel auf den Tresen. Eine kurze Stärkung für unterwegs, eine kleine Belohnung für den anstrengenden Tag. Besonders die zuckerhaltigen Müsliriegel waren fies, denn sie spielen einem vor, sie seien eine sportliche Stärkung, wo sie doch in Wahrheit nichts anderes als Zuckerbomben sind.

Von den Fernsehabenden mit meinen Kindern habe ich ja schon erzählt. Nicht selten verschlang ich dabei eine komplette Packung Kartoffelchips. Am nächsten Morgen wachte ich auf und konnte an meinen Fingern noch den Barbecue-Geruch ausmachen. Um ehrlich zu sein, widerte mich das an. Das wollte ich nicht mehr.

Die Chips würden demnach auch noch dran glauben müssen, aber immerhin enthielten sie wenig Zucker. Zuerst waren Gummischlangen und dergleichen dran. Gummibärchen enthalten etwa 45 bis sechzig Gramm Zucker pro hundert Gramm, da konnte ich gleich puren Zucker aus der Dose löffeln.

Mein nächstes Ziel war es also, auf all die kleinen zuckerhaltigen Süßspeisen zu verzichten, die sich über den Tag so ansammelten: Kuchen, Kekse, Schokoriegel, Fernsehzeugs. Stattdessen wollte ich auf Nüsse zurückgreifen. Sie sind reich an gesunden, ungesättigten Fetten wie Omega-3 und Omega-6. Sie sind gute Eiweißquellen (auf Eiweiß werde ich noch häufiger zu sprechen kommen) und enthalten wichtige Antioxidantien, die entzündungshemmend wirken.

Allerdings Finger weg von den gesalzenen und industriell verarbeiteten Nüssen in den Jumbo-Verpackungen, erfuhr ich, als ich mich näher damit befasste. Besser einen ungesalzenen Nussmix mit Walnüssen, Erdnüssen, Mandeln und Cashewnüssen.

Besonders Walnüsse sind auch gut für das Gehirn und wirken als Demenzprophylaxe. Nüsse haben zwar relativ viele Kalorien, aber sie verschonen unseren Blutzuckerspiegel und zwingen uns nicht, immer mehr und mehr davon zu essen.

Ich sorgte also zunächst dafür, dass ich immer eine Box ungesalzener, unverarbeiteter Nüsse griffbereit hatte. Sobald mich eine spontane Heißhungerattacke überkam, was nach wie vor passierte, griff ich nun nicht mehr zu Gummibären und *KitKat*, sondern zu Walnuss und Cashew. Im Stillen hatte ich mir diese Veränderung fast noch schwerer vorgestellt als den Verzicht auf Kaffee, doch hier erlebte ich eine neuerliche Überraschung. Vom Zucker war ich relativ schnell weg. Nach 14 Tagen reagierte mein Körper sogar mit Ekel, wenn eine Packung Haribo auch nur in meine Nähe kam.

Reichten mir die Nüsse nicht, um meine Esslust zu stillen, hatte ich noch Buttermilch und Kefir als Ersatzmittel meiner Wahl. Kefir ist ein fermentiertes Milchprodukt, das beruhigend auf die Darmflora wirkt. Neben verschiedenen Probiotika enthält es Vitamine, reichlich Eiweiß, Magnesium, Folsäure und Calcium. Auch das wirkte bei mir ziemlich gut. Ein Becher Kefir oder eine Flasche Buttermilch, und ich brauchte den ganzen Nachmittag nichts anderes mehr.

Wasser statt zuckerhaltiger Getränke und Alkohol

Schwieriger als der Verzicht auf Haribo und Schokolade war es, die zuckerhaltigen Getränke aus meinem Leben zu verbannen. Dabei sind das die wahren Fettbooster! Nicht nur Softdrinks, auch Orangensaft und andere Fruchtsäfte, die industriell hergestellt werden, beinhalten viel Zucker. Viele Menschen unterschätzen diese Gefahr. Uns ist gar nicht bewusst, wie viel Zucker wir durch Flüssigkeit zu uns nehmen.

Orangensaft aus Konzentrat enthält oft überraschend viel Zucker, acht bis zehn Gramm je 100 Milliliter. Das entspricht dem Zuckergehalt vieler Limonaden und belastet die Gesundheit genauso. Wer täglich ein Glas Orangensaft trinkt, nimmt schnell die empfohlene Tagesmenge an Zucker zu sich, oder sogar mehr. Mit jedem Gummibärchen sind wir dann schon im roten Bereich.

Auch den Alkohol durfte ich nicht vergessen. In Cocktails und Longdrinks steckt meist ebenso Zucker, vor allem, wenn sie mit Limonade, Energy-Drinks oder Fruchtsäften gemischt sind. Ein einziges Glas kann zwanzig bis dreißig Gramm Zucker enthalten, das entspricht bis zu zehn Zuckerwürfeln. Ein Wodka-Bull enthält rund 27 Gramm Zucker pro Glas, das sind etwa neun Zuckerwürfel. Ein klassisches Rum-Cola enthält je nach Mischverhältnis rund zwanzig bis 25 Gramm Zucker, ähnlich wie ein Glas Limonade. Auch ein Gin Tonic kann bis zu 15 Gramm Zucker enthalten. Außerdem ist, wie wir alle wissen, Alkohol schädlich für unsere Organe. Alkohol macht dick: Er regt den Appetit an, enthält Kalorien und hemmt den Fettabbau im Körper.

Es war gar nicht so einfach, eine Alternative zu finden. Fast alle Getränke, die im Supermarkt zu bekommen sind, beinhalten Zucker oder andere, ebenso ungesunde Inhaltsstoffe. Langsam entstehen Ausnahmen, wie etwa Getränke der Firma *Gasteiner*, die Mineralwasser sowie etwas Apfel-, Orangen-, Zitronen- oder Grapefruitsaft enthalten, und sonst nichts. Die haben fast keine Kalorien, aber ich fand schließlich eine Lösung, die bestechend simpel war. Ich trank nur noch Wasser.

Das klingt nicht besonders aufregend, dafür war es einfach. Wasser war schnell und leicht zu bekommen. Ich startete nun in den Tag, indem ich eine Literflasche mit Wasser füllte und mich bemühte, sie bereits im Laufe des Vormittags auszutrinken. Zu Mittag wiederholte ich das und noch einmal am Abend. Ich versuchte, zwischen zwei und drei Liter täglich zu trinken. Die Flasche trug ich stets bei mir, sodass ich viele kleine Schlucke über den Tag verteilt nehmen konnte. Sie war immer griffbereit. Wo früher ein Schokoriegel oder eine Coladose standen, steht nun eine Flasche mit Wasser.

Ich merkte, dass ich schneller munter wurde, wenn ich gleich nach dem Aufstehen Wasser trank. Außerdem musste ich nun viel öfters auf die Toilette, was ich aber mit der Zeit als angenehm empfand. Ich konnte fühlen, wie sich mein Körper reinigte.

Als ich diese Veränderung in meinem Hirn erst mal durchgesetzt hatte, fiel sie mir gar nicht mehr so schwer. Es ist leichter, sich auf ein Getränk zu konzentrieren als auf mehrere. »Du trinkst nur noch Wasser«, sagte ich mir jeden Tag vor. Der einfache Satz zeigte Wirkung. Nach weiteren 14 Tagen fühlte ich mich bereits viel leichter, die Müdigkeit schwand und ich bemerkte, wie mein Körper auf diese Umstellungen positiv reagierte.

Meine Haut etwa wurde durch diese »Wasserkur« um vieles besser und reiner, als sie zuvor gewesen war.

Brot und Kartoffeln statt Nudeln

Ich bin wie gesagt keine begeisterte Köchin, die Küche überlasse ich lieber anderen. Nur Nudeln kochte ich oft und gern. Wenn ein Freund gemeinsam mit mir kochen wollte, war mir das immer ein Graus. Das interessiert mich einfach nicht. Doch als alleinerziehende Mutter blieb mir oft nichts anderes übrig. Da hatten sich Nudeln als effiziente und praktische Wahl herausgestellt. Sie waren schnell zubereitet, benötigten nicht viel Vorlaufzeit und mit einem Wechsel der Sugos änderte sich auch der Geschmack. Ganz einfach also.

Doch Nudeln sind für das Abnehmen völlig ungeeignet. Denn sie enthalten viele Kohlenhydrate, die im Körper Insulin freisetzen, das wiederum zur Fettbildung führt. Noch dazu kochte ich die Nudeln oft noch spätabends, wenn ich von einer Nachtschicht nach Hause kam. Was aus vielen Gründen ungünstig war. Spätes, schweres Essen belastet die Verdauung, die nachts ohnehin langsamer arbeitet, was zu einer schlechteren Verwertung der Nährstoffe führen kann. Überschüssige Kalorien, besonders aus Fett und Zucker, speichern wir dann leichter als Fett ab, weil der Energieverbrauch im Schlaf niedrig ist. Zudem kann schlechter Schlaf durch spätes Essen hormonelle Prozesse stören, die den Appetit und Stoffwechsel regulieren.

Ich tauschte die Nudeln gegen Brot und Kartoffeln. Nun sah mein Abendessen meist so aus, dass ich mir ein paar Kartoffeln kochte und dazu ein belegtes Brot bereitete. Ich aß nicht nur anders, ich aß auch weniger, und das spürte ich bald. Das Völlegefühl, mit dem ich oft zu Bett ging, verschwand. Ich bemerkte, wie wenig ich eigentlich brauchte, um mich fit und gesund zu fühlen. Viel weniger, als ich täglich zu mir genommen hatte.

Ich hatte so viel in mich hinein geschaufelt, dass ich die Signale meines Körpers völlig ignoriert hatte.

Meine 14-Tage-Formel schenkte mir eine neue, intensivere Beziehung zu meinem eigenen Körper. Sie öffnete meine Wahrnehmung für seine Bedürfnisse und Wünsche. So machte er mir unmissverständlich klar: Weniger ist mehr.

Nach 14 Tagen hatte ich meine Angewohnheit, zu später Stunde noch zu essen, abgelegt. Brot und Kartoffeln hatten die Nudeln ersetzt. Doch nun wollte ich noch einen Schritt weiter gehen. Brot und Kartoffeln waren ein Provisorium gewesen. Ich wollte die Kohlenhydrate nun alle so weit wie möglich ersetzen.

Eiweiß und Salate statt Brot

Ich war von meiner Kindheit an daran gewöhnt, ein Abendessen zu bekommen. Belegte Brote mit Käse, Schinken oder verschiedenen Aufstrichen stellten für mich ein gesundes Abendessen dar. Nur leider waren sie das nicht. Brot besitzt ebenfalls viele Kohlenhydrate. Kohlenhydrate aus Lebensmitteln wie Brot oder Kartoffeln sind grundsätzlich nicht schlecht, da sie dem Körper schnell verfügbare Energie liefern. Dennoch ist es sinnvoll, ihren Konsum zu reduzieren, um Blutzuckerschwankungen zu vermeiden und den Stoffwechsel langfristig zu entlasten.

Als ich das begriffen hatte, gewöhnte ich mir in den nächsten vierzehn Tagen ab, Brot zu essen. Das bedeutete auch, meine Hand nicht nach dem Brotkorb auszustrecken, wenn ich auswärts aß (wobei solche auswärtigen Essen wie von selbst immer seltener in meinem Leben wurden).

Vielmehr aß ich nun, was sonst auf dem Brot lag: Avocados, Tomaten, hartgekochte Eier, Wurst. Manchmal auch vermischt in schmackhaften Salaten. Als ich den Dreh einmal heraus hatte, fiel es mir leicht, Salate zuzubereiten. Der Schwierigkeitsgrad lag für mich als eher ungeschickte Köchin kaum über jenem von Nudeln.

Dafür ist so ein Salat über den ganzen Tag verteilt essbar. Oft aß ich nun zu Mittag und am Abend Salat, gern auch mit gegrillter Hühnerbrust darin. Salate sind der perfekte Abnehmturbo, weil sie kalorienarm und gleichzeitig nährstoffreich sind. Besonders Kopfsalat hat reichlich Vitamin A, B und C und wertvolle Ballaststoffe für unseren Darm.

Während meiner 14-Tage-Formel begann ich schließlich auch fast wie von selbst, intensiv Sport zu betreiben. Einfach, weil mein veränderter Körper danach verlangte.

Für mich stimmte die alte Weisheit: Abnehmen ist zu achtzig Prozent essen und nur zu zwanzig Prozent Bewegung. Wer einfach Kilos verlieren will, muss in erster Linie etwas an seinen Ernährungsgewohnheiten ändern.

Es gibt allerdings andere Faktoren, die für mich eine Rolle spielten und die mich dazu brachten, mir ein spezielles Fitnessprogramm zuzulegen. Davon werde ich später noch erzählen. Der Sport erlaubte es mir jedenfalls, mehr Eiweiß zu mir zu nehmen, um den Muskelaufbau zu fördern.

Der Kaffee war weg, der Kuchen ebenso samt all den vielen anderen Zuckerquellen, ich aß und trank Dinge, die meinen Körper reinigten und ihm guttaten, und die Bewegung samt meiner dadurch gerechtfertigten höheren Eiweißzufuhr half mir beim Muskelaufbau.

Ich wollte nicht nur abnehmen, sondern auch definiert werden und eine straffe Haut haben. Sonst wäre plötzlich zu viel Haut dagewesen, wie das oft bei Menschen der Fall ist, die etwa nach einer Magenoperation schnell und drastisch an Gewicht verlieren. Für sie ist eine OP meist die einzige Möglichkeit, die schlackernde Haut in den Griff zu bekommen.

Meine Eiweißkur ist also nur in Kombination mit Sport zu empfehlen. Seit ich jedoch viel Sport betreibe, besteht mein Abendessen manchmal aus nichts weiter als einem Proteinshake oder einem fettarmen Joghurt mit Proteinpulver. Wer keinen Sport betreibt, für den sind Salate eindeutig die bessere Wahl.

Linsen und Kichererbsen statt Pizza und Burger

Manchmal beging ich sie noch, die kleinen Sünden, die ich mit unterschiedlichen Ausreden mir selbst gegenüber zu rechtfertigen versuchte. »Du bist doch sonst so hart zu dir, gönne dir mal etwas« oder »Es ist unhöflich, nicht mitzuessen« oder »Die Kinder sollen doch eine Freude haben«. Dann gab es trotz allem Pizza und Burger. Und jedes Mal danach fühlte ich mich zuverlässig schlecht. Als hätte sich mein Körper das schwere Zeug abgewöhnt, wäre sensibler geworden und wollte nichts mehr damit zu tun haben.

Das musste also aufhören, entschied ich schließlich. Und plante, meine nächsten 14 Tage darauf zu verwenden, jedes dieser »Cheat Meals«, also jede geplante Mahlzeit, bei der ich bewusst von einer sonst gesunden oder kalorienarmen Ernährung abwich und aß, worauf ich Lust hatte, durch eine gesunde Alternative zu ersetzen. Was ich dabei lernte:

Linsen- und Kichererbsengerichte sind nicht nur einfach zu machen und gesund, sie schmecken auch ziemlich gut. Sie haben viel Eiweiß und viele Ballaststoffe, senken Cholesterin und Blutzucker und weisen kaum Fette auf. Sie sind mit zahlreichen Lebensmitteln kombinierbar und funktionieren wunderbar als Currys oder Eintöpfe, die mehrere Tage lang halten.

Meine Transformation

Ob ihr es glaubt oder nicht, ich stellte mich während der ersten Monate nie auf meine alte Waage, obwohl ich mir eine neue mit elektronischer Anzeige in Orange gekauft hatte. Ich fand für mich heraus, dass Waagen beim Abnehmen völlig falsch eingesetzt werden. Gerade am Anfang täuschen sie uns oft über unsere wahren Fortschritte und Leistungen hinweg.

Denn Gewichtsabnahme geht nicht von heute auf morgen. Wenn wir nach einer Woche die Kilos noch nicht purzeln sehen, verlässt uns vielleicht der Mut. Dabei ist das völlig falsch. Manchmal haben gerade Frauen Hormonschwankungen oder Wasserablagerungen, die das Gewicht verzerren.

Vergiss die Waage! Geh nach deinem Gefühl. Wenn du einen Plan hast und diesen durchziehst, dann machst du alles richtig. Die einzige Waage, die du brauchst, ist eine Küchenwaage.

Ich merkte auch ohne Waage, dass sich etwas änderte. Was ich allerdings brauchte, war Geduld. Denn auch ohne Kaffee oder Kuchen tat sich erst einmal nichts. Erst nach vier Wochen merkte ich bei der Anprobe vor meinen Sendungen, dass sich schlanker geworden war. Oder genauer gesagt: Meine Stylistin merkte es. »Martina, hast du abgenommen?«, fragte sie, als sie mich vermaß.

»Keine Ahnung«, antwortete ich. »Kann schon sein.«

Noch ein Tipp von mir:

Erzähle niemandem, was du planst. Sonst hat jeder kluge Ratschläge für dich parat. Oder lächelt dich mitleidig an. Oder sagt dir: »Aber du bist doch schön so, wie du bist!« Als ob du das nicht selbst entscheiden könntest.

Wenn es niemand weiß, gibt es keine blöden Fragen beim gemeinsamen Essen. Dann gehören die Erfolge nur dir allein und du musst dich für nichts schämen. Wenn du selbstsicherer geworden bist und dein Vorhaben schon länger läuft, kannst du dich noch immer entscheiden, es mit der Welt zu teilen. Das ist ein weiterer wichtiger Tipp:

Mach dir keinen Druck. Setze dir keine zu exakten Ziele. Ernährungscoaches mögen das anders sehen, aber mir tat es gut, kein klares Zielgewicht zu haben oder jede Woche eine bestimmte Kilozahl verlieren zu müssen. Mein Ziel war, mich besser zu fühlen. Und ob ich das tat, konnte ganz allein ich bestimmen, keine Zahl auf einer Waage.

Zuerst bemerkte ich die Veränderung meines Körpers an einer Stelle, wo ich sie lieber nicht bemerkt hätte: an meinem Busen. Es ist unfair, dass wir dort zuerst abnehmen, wo wir es am wenigsten brauchen. Mein Oberkörper wurde flacher. Das musste ich in Kauf nehmen.

Dann bemerkte ich die Veränderung an meinem Bauch. Er wurde ebenfalls flacher, quoll nicht mehr über die Hose. Das gefiel mir schon besser.

Danach veränderte sich mein Gesicht. Die Wangen wurden schmaler, meine Gesichtszüge traten deutlicher hervor. Manche fragten mich, ob ich mir die Lippen habe aufspritzen lassen, da sie nun stärker hervortraten. Das Gleiche passierte bei meinem Hals, auch er wurde dünner, weniger massig. Das waren alles Veränderungen, die mir gut gefielen.

Wenn ich nun in den Spiegel sah, kam ich mir um Jahre jünger vor. Es war, als blickte ich auf ein Foto aus meiner Vergangenheit. Nur war das hier ich. Mein neues Ich.

Armreifen und Ringe waren plötzlich nicht mehr super eng und quetschten die Haut, sondern saßen locker. Die Abdrücke von zu engen Socken waren ebenfalls weg. Und der BH schnitt mir nicht mehr ins Fleisch.

Die ersten Anzeichen für meine erfolgreiche Transformation stellten sich ungefähr vier Wochen nach Beginn meiner 14-Tage-Formel ein. Und sie waren unglaublich wichtig für mich. Sie waren der Beweis, dass mein Plan funktionierte. Dass ich auf dem richtigen Weg war. Sie gaben mir Motivation und Kraft. Bei einer solchen Transformation ist es auf jeden Fall erlaubt, sich oft im Spiegel zu betrachten und jede kleine Veränderung mit Stolz wahrzunehmen. Das hat nichts mit Eitelkeit zu tun, das ist hart verdient.

Übrigens verändern sich mit der 14-Tage-Formel nicht alle Stellen des Körpers. Die Dehnungsstreifen von zwei Schwangerschaften habe ich nach wie vor und zeige sie stolz. Mit 45 Jahren habe ich auch ein wenig Cellulite an den Oberschenkeln. Mein Bindegewebe ist nicht mehr das neueste. Aber das ist mir völlig egal. Das gehört zu mir, das ist ein Teil von mir. Ich finde es sogar toll, wenn Menschen sehen können, dass ich früher mehr gewogen habe. Dann sehen sie den Weg, den ich zurückgelegt habe.

Nach sechs Monaten hatte ich mein gesamtes Leben im Zwei-Wochen-Rhythmus umgekrempelt. Meine Essgewohnheiten hatten sich völlig verändert und ich hatte die für mich richtige Bewegung gefunden. Als der Sommer anbrach, hatte ich bereits zehn Kilogramm verloren. Da ich mir kein Ziel gesetzt hatte, freute ich mich über jedes einzelne davon. Ich fühlte mich so gut wie schon seit Jahren nicht mehr. Meine Bewerbungen für die New York Fashion Week im nächsten Jahr waren rausgegangen. Die Aussicht darauf motivierte mich nur noch mehr.

Während dieser Zeit machte ich noch eine völlig neue, überraschende und befreiende Erfahrung, die für die 14-Tage-Formel essenziell ist:

Aufhören kann Spaß machen.

Das zu verstehen ist wichtig, denn die 14-Tage-Formel setzt voraus, dass wir mit vielen unserer althergebrachten Routinen brechen und Gewohnheiten hinter uns lassen, die ungesund waren und uns schadeten. Das wird nur funktionieren, wenn wir im Aufhören Freude finden können. Im nächsten Kapitel möchte ich dir deshalb zeigen, was der Trick für ein freudvolles Aufhören ist.

Es ist nie zu spät, um mit dein
Transformation zu beginne

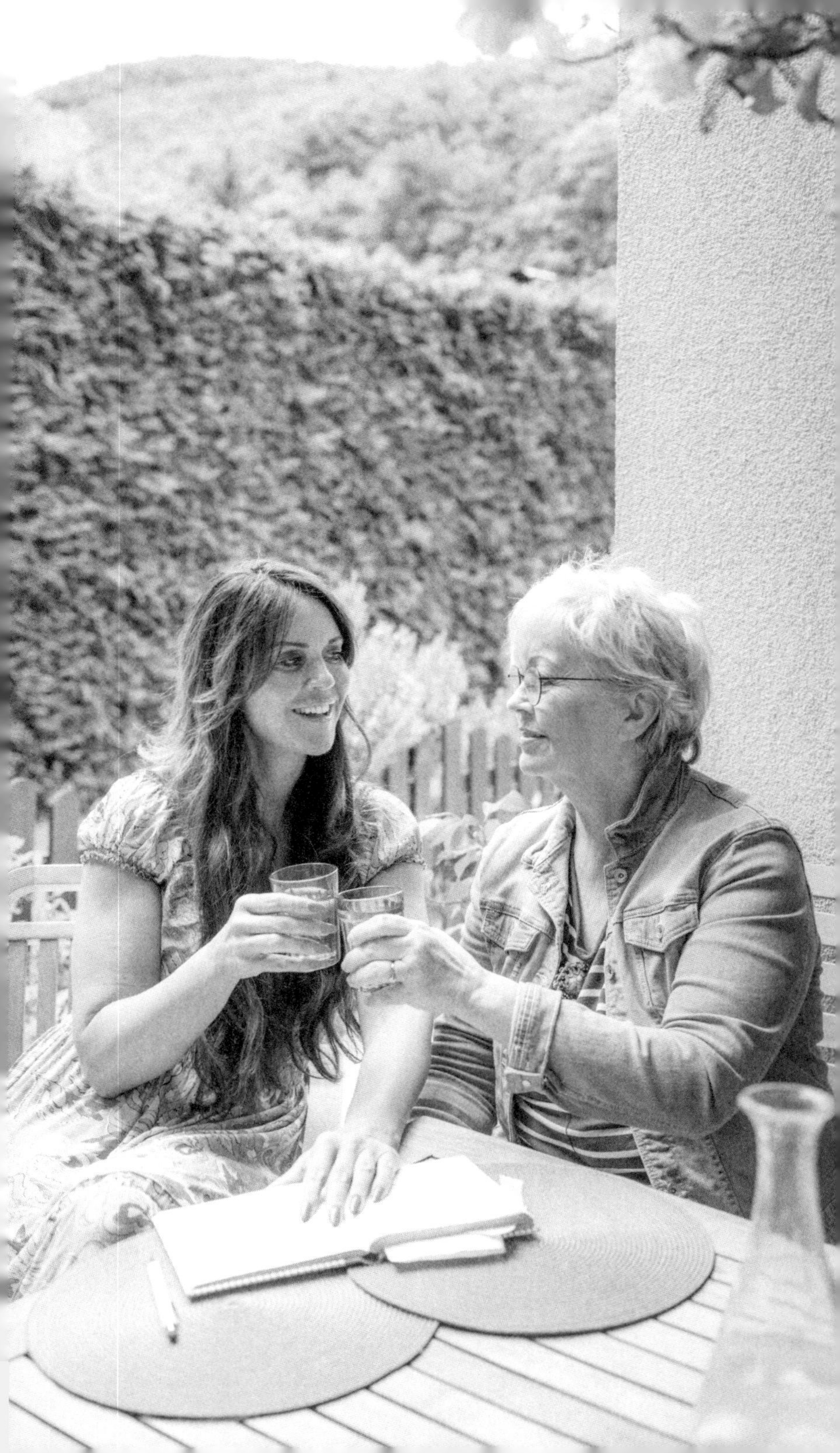

Kapitel sechs

AUFHÖREN MACHT SPASS

Dauerhaft kann ich nur Pläne umsetzen, die auch Spaß machen. Konnte meine 14-Tage-Formel Spaß machen? Bevor ich sie zu leben anfing, hätte ich vielleicht daran gezweifelt, wenn ich darüber nachgedacht hätte. Zum Glück tat ich es nicht. Denn wie und auf welche Art das Aufhören Spaß machen kann, darauf wäre ich so nicht gekommen.

Die 14-Tage-Formel ist ein ständiges Aufhören und Neu-Anfangen. Er hat mir dabei geholfen, langjährige, für mich ungesunde Lebensmittel wie Kaffee, Kuchen, Chips oder Alkohol aufzugeben. Auch Routinen konnte ich damit durchbrechen, etwa die späten Essenszeiten, das Naschen zwischendurch oder das Trinken in geselligen Runden, das ich schon immer am nächsten Tag oft bereut hatte.

Manchmal ersetzte ich ein Lebensmittel durch ein anderes, nur um bald festzustellen, dass auch das neue Lebensmittel nicht zu mir passte.

So ging es mir zum Beispiel beim Brot, das ich zunächst statt der Nudeln aß, dann aber wegen der Kohlenhydrate ganz wegließ. Ähnlich war es mit Sushi. Im Zuge meiner 14-Tage-Formel hielt ich eine Zeit lang Sushi für das perfekte Mittagsgericht. Es macht schnell satt und Fisch und Avocados enthalten gesunde Vitamine. Doch der Sushireis ist besonders kalorienreich, weswegen auch die Sushis bald wieder auf meiner Ersatzliste landeten. Avocado oder Lachs aß ich von da an auf Eiweißbrot.

Das Gleiche galt für bestimmte Joghurts. Zum Frühstück aß ich gern mal ein Heidelbeer- oder Bananenjoghurt, doch da ist zu viel Zucker drin. Also ersetzte ich sie mit fettfreiem Naturjoghurt, in das ich frische Heidelbeeren und Proteinpulver mischte.

Um dir einen Überblick zu geben, wie viel sich in meinem Leben verändert hat und mit wie vielen Dingen und Routinen ich aufhören konnte, hier eine Liste. Ich habe aufgehört mit:

- Kaffee
- Kuchen
- Schokolade und anderen Süßigkeiten
- Alkohol
- Softdrinks und Fruchtgetränken
- Reis
- Nudeln
- Brot
- Mitternachtssnacks
- Heißhunger-Fressattacken
- Fast Food
- Sushi
- Zucker
- Pizza
- Tiefkühlgerichten
- Burger
- Schnitzel
- Fruchtjoghurts

Vor allem am Anfang war es nicht immer leicht, eine altbekannte Sache hinter mir zu lassen. Das Verlangen danach verfolgte mich noch für eine Weile. Aber es gibt ein paar Tricks, wie das Aufhören leichter fällt. Im Folgenden möchte ich dir zeigen, was mir geholfen hat.

Sieh es wie eine Trennung

Ein geliebtes Gericht oder Getränk aufzugeben, wie Nudeln oder Kaffee, fühlt sich für mich an wie die Zeit nach einer heftigen Trennung. Obwohl du vielleicht weißt, dass die Entscheidung richtig und dein Ex einfach nicht gut für dich war, denkst du am Anfang oft an ihn. Du sehnst dich nach seinem Duft, seinem Anblick, danach, ihn zu berühren. Besonders in stillen Momenten, wenn du allein für dich bist, können diese Gefühle sehr stark werden. Aber du musst dich immer daran erinnern, wie unglücklich er dich gemacht hat. Denk daran, dass du ohne ihn besser dran bist. Ohne ihn bist du freier, schöner, glücklicher und unternehmungslustiger. Die ganze Welt steht dir offen!

So ist es auch, wenn du dich von ungesunden Routinen und Nahrungsmitteln trennst. Am Anfang wirst du dazu neigen, die gemeinsame Vergangenheit zu verklären. »Wie gut war nur der Kaffee in der Früh, ohne ihn bin ich immer so müde«, wirst du sagen. Dabei hat erst der Kaffee das Gefühl, du bräuchtest ihn, um munter zu werden, in dir geweckt. Bleib standhaft! Denk daran: Aufgewärmt schmeckt nur ein Gulasch gut. Und für deine 14-Tage-Formel nicht mal das. Du willst ein neues Leben, also musst du das alte stückweise hinter dir lassen. Wenn du diese Transformation wie eine Trennung betrachtest, nach der es dir besser geht und du als neuer Mensch bereit für neue Abenteuer bist, wird es dir leichter fallen!

Sprich mit dir wie mit einem kleinen Kind

»Martina, warst du wieder böse?« So habe ich anfangs öfters zu mir gesprochen, wenn ich einen kleinen Rückfall hatte und mich auf ein Nahrungsmittel stürzte, das ich eigentlich schon aufgegeben hatte. Das Kind in mir, das naschen möchte, war manchmal stärker. Das ist auch in Ordnung, immerhin sind wir alle menschlich. Lach darüber und ermahne dich, es das nächste Mal besser zu machen. Mir half, bei der Ermahnung mit mir selbst wie mit einem Kind zu sprechen. »Sei brav!«

Das hat in mir das Schamgefühl aktiviert. Von Gefühlen und Trieben werden Kinder gelenkt. Als erwachsene Frau sollte es mir doch gelingen, die Finger von *Haribo* oder Chips zu lassen! Auf diese Art konnte ich einerseits über mich lachen, andererseits war es mir auch ein wenig peinlich, die Kontrolle verloren zu haben. Und die Motivation nahm zu, es besser zu machen.

Kontrolliere dich nicht ständig

Ich habe schon davon geschrieben: Die einzige Waage, auf die ich etwas gebe, ist die Küchenwaage. Wenn du jeden Tag dein Gewicht kontrollierst, wirst du schnell enttäuscht sein. Denn eine solche Transformation braucht Zeit. Du musst Geduld mit dir haben. Manche Menschen müssen jede Kalorie notieren. Mich würde so etwas verrückt machen. Irgendwann würde ich es vergessen oder die Lust verlieren und dann hätte ich vielleicht das Gefühl, ich könnte gleich aufgeben. Du solltest dich nicht an Zahlen orientieren, sondern an deiner Selbstwahrnehmung. Fühlst du dich nach der anfänglichen Zeit des Verzichts allmählich besser, weißt du, du bist auf dem richtigen Weg.

Hab Spaß am Aufhören

Wir als Menschen sind von Natur aus Gewohnheitstiere. Daher fällt es uns in der Regel schwer, mit etwas aufzuhören, selbst wenn es uns schadet. Doch das Aufhören kann auch Spaß machen. Für mich war es ein Schlüsselmoment, als ich bei einem Essen mit Freunden war. Während sich die anderen Schnitzel und Schweinsbraten bestellten, orderte ich Salat. Als die Speisen kamen und ich einen Blick auf das Essen meines Nachbarn warf, verspürte ich keinen Neid und kein Verlangen. Ich dachte: Das brauche ich nicht mehr. Ich war plötzlich völlig losgelöst. Und das gab mir ein Gefühl von Selbstvertrauen und Stärke. Ich selbst kontrollierte, was ich essen wollte.

Gegen manche Nahrungsmittel, die ich früher fast täglich gegessen hatte, entwickelte ich eine regelrechte Abneigung. Gummibären kann ich wie gesagt nicht mehr sehen. Mein Körper hat seine Instinkte zurückerlangt und sendet die richtigen Signale in mein Gehirn, wenn ich heute ungesunde Produkte sehe: Finger weg!

Irgendwann beginnt das Aufhören, Spaß zu machen. Es wird ein Wettkampf, den du mit dir selbst führst. Schaffe ich es, jetzt auch noch damit aufzuhören? Mein Leben auch noch in diesem Bereich ein klein wenig besser zu machen? Du kämpfst gegen dich selbst und mich motiviert das total. Jedes Mal, wenn ich nach 14 Tagen erfolgreich ein ungesundes Stück meines Lebens hinter mir gelassen habe und merke, wie sich meine Gedanken davon befreien, erfüllen mich Stolz und Glück. Wahnsinn, denke ich mir dann, was ich da wieder geschafft habe. Du wirst bald selbst merken, wovon ich spreche.

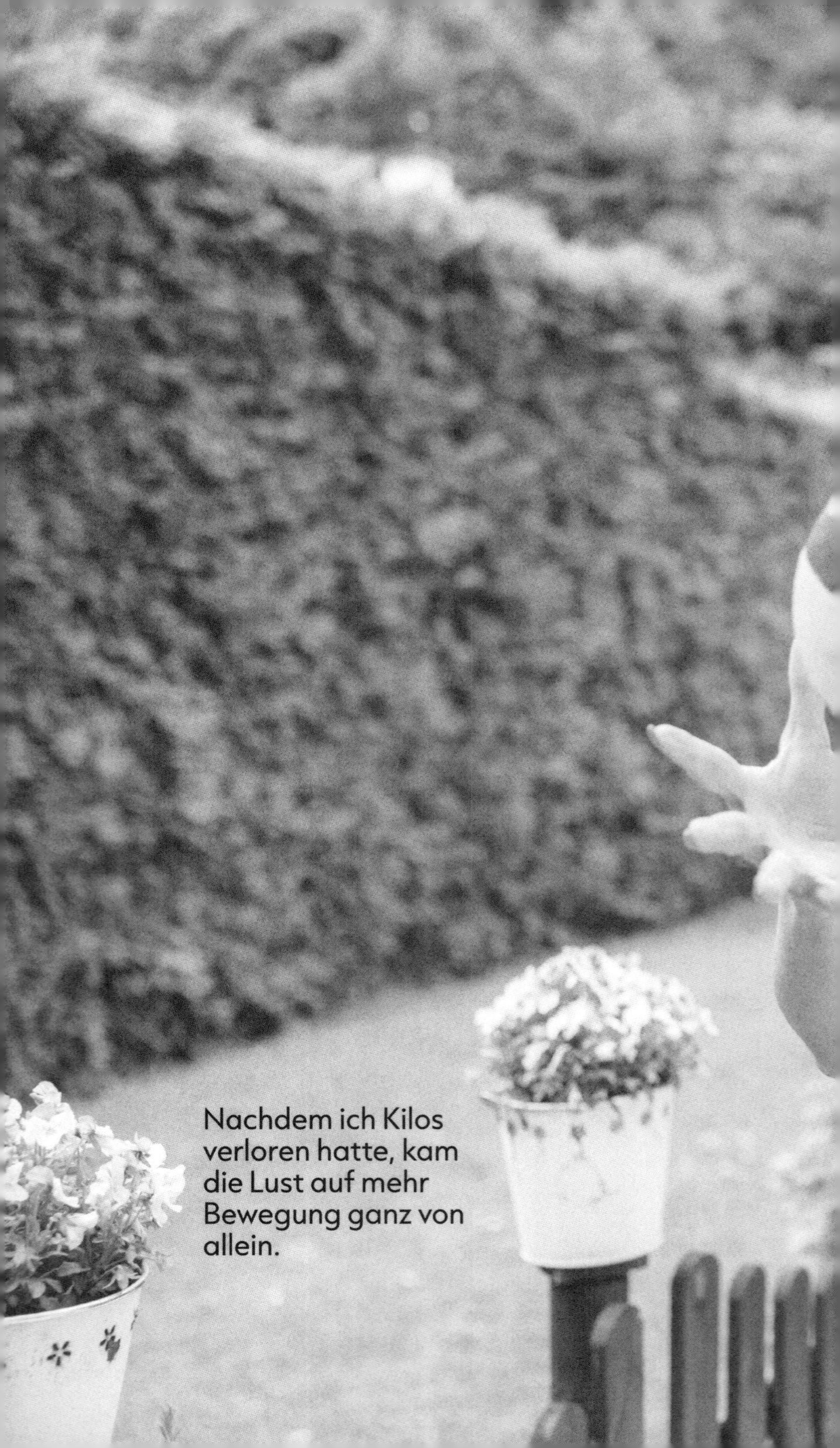

Nachdem ich Kilos verloren hatte, kam die Lust auf mehr Bewegung ganz von allein.

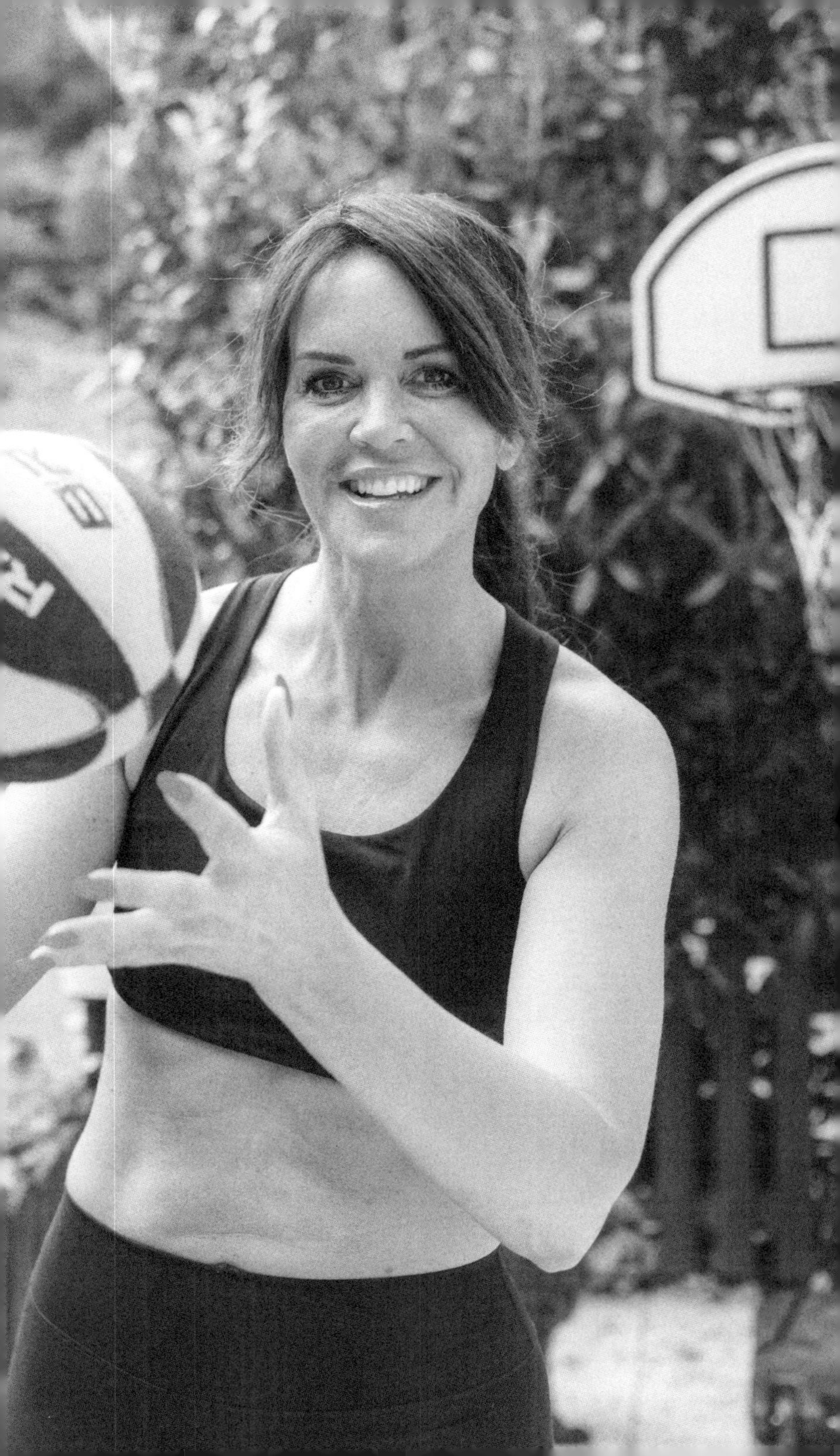

Kapitel sieben

DISZIPLIN UND SELBSTÜBER-WINDUNG

Die schönste Formel, die spannendste Challenge, das alles klappt nicht ohne Disziplin. Wir wären alle glücklich, wenn Versprechen wie »schlank im Schlaf« (so hieß tatsächlich einmal ein Diät-Ratgeber) funktionieren würden. Ganz ohne etwas Selbstüberwindung geht es allerdings nicht, aber da habe ich eine gute Nachricht: Disziplin steckt in allen von uns, manche wissen es nur nicht.

Wie gesagt waren Rituale und Gewohnheiten in meinem Leben immer wichtig. Es geht wohl vielen Menschen so, gerade beim Essen. Kaffee am Morgen, ein Glas Wein oder die Flasche Bier nach der Arbeit, das gemeinsame Abendessen mit der Familie, bei dem es dann auch einmal etwas mehr sein kann, das Gespräch mit Freundinnen bei Kuchen und Tee.

Gewohnheiten dauerhaft loszulassen und neue, gesündere zu etablieren, ist alles andere als einfach, und das liegt nicht an uns. Wir sind nicht einfach zu schwach. Wir sind so gebaut, dass Regelmäßiges in unserem Leben zum Standard wird, den wir früher oder später brauchen.

Wer schon einmal versucht hat, eine Gewohnheit zu ändern, sei es früher aufzustehen, kennt das Phänomen: Der Wille ist da, aber der Körper scheint sich zu weigern. Diese Trägheit liegt aber nicht an mangelnder Disziplin, sondern lässt sich mit Blick auf die Funktionsweise des Gehirns gut erklären.

Routinen sind für unser Gehirn Energiesparer. Es liebt eingespielte Abläufe, weil sie kaum Denkleistung erfordern. Solche Muster sind dann im sogenannten Basalganglien-Komplex verankert, einem Bereich des Gehirns, der weitgehend automatisch arbeitet und sich nur schwer von bewussten Entscheidungen beeinflussen lässt.

Wenn wir versuchen, ein Verhalten zu ändern, muss der sogenannte präfrontale Kortex eingreifen, der Teil unseres Gehirns, der für Planung und Kontrolle zuständig ist.

Doch der ist anfällig für Ermüdung, besonders in stressigen Situationen, weshalb er häufig gegen die Macht der Gewohnheit verliert.

Hinzu kommt die Funktionsweise unseres Belohnungssystems, das auf unmittelbare Befriedigung ausgerichtet ist. Neue Verhaltensweisen sind oft mühsam und bieten erst langfristig einen Vorteil, während alte Muster meist sofortige Belohnung in Form eines angenehmen Gefühls versprechen. Außerdem sind alte Gewohnheiten in Form von starken neuronalen Verbindungen tief im Gehirn verankert, vergleichbar mit einem ausgetretenen Pfad, den wir bei jeder Gelegenheit automatisch betreten.

Auch emotionale Zustände spielen eine große Rolle. Wer gestresst, überfordert oder traurig ist, wählt schneller vertraute Routinen, weil sie Sicherheit suggerieren. Die Umgebung kann diesen Effekt noch verstärken, denn bestimmte Orte, Gerüche oder soziale Kontexte sind häufig mit alten Mustern verknüpft, ohne dass wir es bewusst wahrnehmen.

Psychologisch betrachtet empfinden wir Veränderungen oft als Verlust, selbst wenn der neue Weg objektiv besser ist. Unser innerer Widerstand richtet sich dabei weniger gegen die Verbesserung als gegen das Unbekannte. Zudem ist Motivation ein instabiler Begleiter. Sie schwankt von Tag zu Tag und reicht allein meist nicht aus, um langfristige Veränderungen zu bewirken.

Verhaltensforscherinnen und Neurowissenschaftler gehen davon aus, dass es durchschnittlich 66 Tage dauert, bis sich eine neue Gewohnheit etabliert hat. Bis dahin braucht es Wiederholung, Rücksicht auf sich selbst und ein System wie meine 14-Tage-Formel, das auch Aussetzer verkraftet.

Routinen zu ändern ist also ein Prozess, der Planung, Geduld und eine gute Portion Selbstmitgefühl verlangt, aber eben doch auch etwas Disziplin.

Aber wie gelingt es uns, diszipliniert genug zu sein, um dann auch wirklich dauerhaft abzunehmen? Sind disziplinierte Menschen genetisch darauf programmiert oder können wir alle diszipliniert sein? Ich denke, wir können es, und wie wir es schaffen, davon handelt dieses Kapitel.

Wir alle sind diszipliniert

Ich habe für meine 14-Tage-Formel oft und lange über Disziplin nachgedacht und Beobachtungen dazu angestellt, an mir selbst und an anderen Menschen. Dabei hatte ich einen Gedanken, der mir interessant erschien, und bei dem es wieder um Gewohnheiten und Rituale ging. Fast alle Menschen haben welche. Es gibt also Dinge, die sie regelmäßig, jeweils zu ähnlichen Uhrzeiten und in einem ähnlichen Ausmaß tun. Sie wiederholen also etwas und in der spirituellen Lehre aller Epochen und Kulturen, bei Mönchen und Weisen, aber ebenso im Sport oder einfach in der Schule, ist Wiederholung immerzu ein zentrales Merkmal von Disziplin.

Durch konsequentes Üben und Einhalten von Routinen schafft sie Verlässlichkeit und ermöglicht Fortschritt. Sie stärkt die Selbstkontrolle, indem sie Verhalten stabilisiert.

Wir alle haben also den Funken der Disziplin in uns. Wir alle können eine Sache wieder und wieder, Tag für Tag, tun. Wir alle kennen das Gefühl, etwas in unserem Alltag zu brauchen. Hier geht es zunächst um die Schattenseiten dieser Routinen, dennoch habe ich an dieser Stelle auch eine gute Nachricht.

Die Disziplin steckt in den meisten von uns. Wir müssen sie nur in die richtige Richtung lenken.

Die allerwenigsten Menschen sind frei von jeglicher Disziplin. Im Gegenteil. Ich denke, dass wir alle recht diszipliniert sind, sonst würden wir unser Leben nicht meistern können und uns keine Bücher kaufen, um zu neuen Erkenntnissen zu gelangen.

Auch ich bin trotz allem ein disziplinierter Mensch. Freunde und Bekannte würden mich jedenfalls als solchen beschreiben, da bin ich sicher, und zwar nicht erst, seit ich meine 14-Tage-Formel befolge. Ohne Disziplin wäre ich in meinem Leben als Alleinerzieherin, Fernsehmoderatorin, Stylistin, Journalistin und Unternehmerin verloren.

Doch wenn ich auf meine Essgewohnheiten von vor über einem Jahr zurückblicke, waren sie alles andere als diszipliniert. Zu viel, zu unregelmäßig, zu ungesund. Die Disziplin war da, sie erfasste nur bestimmte, wichtige Dinge nicht. Als mir das klar wurde, war es einfacher für mich, die 14-Tage-Formel durchzuhalten. Ich war nicht undiszipliniert, diese Ausrede konnte nicht gelten.

Die wenigsten Menschen sind undiszipliniert. Sie müssen nur ihre Prioritäten neu ordnen und neue Rituale schaffen.

Genau das war mein Plan.

Neue Rituale unterstützen unsere Disziplin und schützen vor Heißhungerattacken

Das ist eine der größten Stärken der 14-Tage-Formel: Wir lassen Rituale nicht einfach allmählich weg, sondern wir ersetzen sie. Statt gar keinem warmen Getränk mehr in der Früh gibt es dann eben Tee statt Kaffee. Die Lust auf Snacks, die mich besonders während des Nachmittags begleitete, stille ich nun mit Nüssen. Wenn früher Kuchenzeit war, trinke ich Kefir. Bei gemeinsamen Abendessen gibt es nun statt Pizza und Burger lieber Linsen- und Kichererbsencurry.

Damit habe ich mein Gehirn ausgetrickst. Meine Verhaltensweisen mussten sich gar nicht so stark verändern, bloß waren statt Espressokapseln nun eben Teebeutel in der entsprechenden Küchenlade.

Das hilft mir auch enorm bei meinen Heißhungerattacken. Die verschwanden nämlich nicht, sondern suchen mich selbst heute noch ab und zu heim.

Wir sollten Heißhungerattacken nicht bekämpfen oder verdrängen, denn auf lange Sicht werden sie den Kampf gegen uns gewinnen. Wir akzeptieren sie besser und ändern einfach, was wir dabei zu uns nehmen.

Überhaupt lohnt es sich nicht, gegen uns selbst zu kämpfen. Vielmehr müssen wir unsere inneren Regungen akzeptieren und uns mit ihnen verbünden. Genau deshalb gebe ich meinen Heißhungerattacken bewusst nach. Okay, hier bist du also wieder einmal, Heißhunger, herzlich willkommen, denke ich. Hier hast du fettfreies Joghurt, Buttermilch und Salat. Wolltest du Chips und Schokolade? Das tut mir jetzt leid. Sowas habe ich nicht. Und damit ist der Heißhunger auch schon wieder gestillt und die Attacke vorüber.

Wenn du es damit probierst, wirst du rasch etwas sehr Beruhigendes entdecken.

Der Attacke geht es gar nicht um Chips oder Schokolade. Es geht ihr auch nicht um die Menge. Sie will nur, dass du isst. Da ist ein Trieb in dir, der in solchen Momenten befriedigt werden will. Also befriedige ihn, allerdings mit etwas Gesundem.

Noch etwas wird dich beruhigen.

Sobald du lernst, deine Heißhungerattacken nicht mehr als Feind zu betrachten, sondern sie mit gesundem Essen zu besänftigen, werden sie seltener auftreten und sich viel besser kontrollieren lassen.

Mach die Heißhungerattacken zu Komplizen und stell sie dir vor wie eine Katze, die bei dir zu Hause lebt. Wenn du die Katze mit Strenge zu kontrollieren versuchst, wird sie dich bloß anfauchen, kratzen und dir irgendwann in die Schuhe pinkeln. Streichelst du sie hingegen und bringst ihr Verständnis entgegen, wird sie viel eher zu deiner Komplizin.

Ein Tipp, der mir sehr gegen Heißhungerattacken geholfen hat: Übe dich darin, langsam zu essen. Das war für mich generell hilfreich. Wenn du anfängst, die 14-Tage-Formel zu leben, schaue auf die Uhr, wenn du isst. Notiere dir, wie lange dein Frühstück, dein Mittagessen, dein Abendessen und deine Snacks dauern. Wenn du, wie ich, stressige Tage hast und Essen bloß als Komfort und Belohnung siehst, wirst du es vermutlich hinunterschlingen. Wie ein Kind, das zu Weihnachten möglichst schnell die Geschenke auspacken will und deshalb die Verpackung in kleine Fetzen reißt.

Warum es so wichtig ist, langsam zu essen? Es geht nicht nur um den Genuss, der sich erst dabei einstellen kann, sondern auch damit tricksen wir unser Gehirn aus. Denn sobald wir verdauen, sendet unser Magen Signale, die Sättigungsgefühle auslösen. Wir müssen diesen Signalen allerdings Zeit geben, um vom

Magen ins Gehirn zu wandern. Essen wir langsamer und geben wir diesen Signalen ausreichend Zeit, dann werden wir uns nach kleineren Portionen bereits satt fühlen.

Wenn du dir die durchschnittliche Dauer deiner Mahlzeiten notiert hast, versuche, sie zu verdreifachen. So werden etwa aus fünf Minuten Frühstück fünfzehn. Oder aus fünfzehn Minuten Mittagessen fünfundvierzig.

Das kann bedeuten, dass du früher aufstehen musst. Oder du erkennst, dass dir dein Beruf keine Zeit lässt, ruhig und langsam zu essen. Dann packe dir für das Mittagessen eine gesunde Kleinigkeit wie ein ungezuckertes Joghurt ein oder trinke eine Buttermilch oder ein Kefir und verlege deine Hauptmahlzeit zum Beispiel auf den frühen Abend.

Bestimme auch das Tempo bei deinen Heißhungerattacken. Gib ihnen nach, aber zügle sie so gut du kannst. Iss dabei nicht nur gesünder, sondern auch langsamer. Du wirst überrascht sein, wie schnell diese Attacken dann wieder verschwinden.

Wenn wir schon von Disziplin sprechen, möchte ich dir noch erzählen, was für mich am schwierigsten war, um auf Kurs zu bleiben, und was ich dafür noch so alles lernen musste. Vielleicht hilft es ja auch dir weiter.

Lerne Nein zu sagen

Damit meine ich gar nicht Nein zu ungesundem Essen oder dem Verlangen nach Süßem. Wie wir gesehen haben, kannst du dem Verlangen ohne Bedenken nachgeben, indem du einfach das Süße durch etwas Gesundes ersetzt. Du wirst wie gesagt sehen, dass sich dein Körper bald schon damit zufriedengibt.

Was ich meine, ist, Nein zu Einladungen zu sagen. Nein zum Feierabenddrink mit Kollegen. Nein zu Dinnerpartys oder Dates mit mehrgängigen Menüs. Nein zum schnellen Snack bei McDonald's.

Als ich Kollegen und Freunden bei solchen Gelegenheiten plötzlich absagte, fühlte ich mich zunächst ziemlich asozial. Essen und Trinken ist nun einmal die sozialste Aktivität, die es gibt. Mich davon auszuschließen, erweckte in mir die Angst, bald nicht mehr dazuzugehören.

Deshalb rate ich dir, dich vor allem am Anfang ganz auf deine Challenge zu konzentrieren. Du bist bei deinen Routinen und Tagesabläufen geblieben und hast sie nur mit neuen Inhalten ausgestattet. Du warst also nicht gezwungen, deine Komfortzone zu verlassen, du hast sie bloß neu eingerichtet. Es ist ein wenig, als hättest du dein Wohnzimmer neu dekoriert. Es sieht danach anders aus, aber es ist noch immer dein Wohnzimmer. Am Anfang musst du dich vielleicht daran gewöhnen, aber bald schon gefällt es dir viel besser als das Alte.

Aber jetzt bleib in deinem Wohnzimmer. Besuche nicht das Wohnzimmer anderer Leute. Dort kennst du dich nicht aus und fällst viel leichter in alte Muster zurück. Bleib innerhalb deiner Routinen und Tagesabläufe. Bleib bei dem, was du kennst und wo du dich wohlfühlst. Ein Schritt nach dem anderen.

Wenn du gefestigter bist und schon die ersten Resultate der 14-Tage-Formel siehst, wenn du also weißt, dass du am richtigen Weg bist, wird es dir leichter fallen, bei geselligen Runden den Alkohol abzulehnen oder den Salat zu bestellen, während sich alle anderen Burger, Pizza oder Pasta kommen lassen. Gerade am Anfang aber sage freundlich Nein.

Du musst wie gesagt niemandem erklären, dass du auf Diät bist. Das geht niemanden etwas an. Du kannst andere wichtige Dinge nennen, die deine Mitmenschen gemeinhin besser akzeptieren: eine anstehende Arbeit, die zu erledigen ist, Zeit mit den Kindern, eine andere Verabredung. All das stimmt auch, denn alle diese Dinge haben jetzt Vorrang für dich auf deinem Weg zu deinem neuen Leben.

Übe das »Nein« jeden Tag in deinem Kopf. Wenn du im Badezimmer die Zähne putzt oder auf der Toilette sitzt, stelle dir vor, wie dich Freunde und Kollegen einladen. Wiederhole immer wieder für dich, wie du dankend und höflich ablehnst.

So wird es dir in der realen Situation leichter fallen. Wenn dich jemand fragt, argumentiere nicht lange, sondern sage kurz und knapp: »Nein, danke, ich muss noch arbeiten.« Etwas in der Art.

Das klare Nein ist immer die beste Lösung.
Je länger du diskutierst, desto schwächer wirst du.
Am Ende gewinnt dann der oder die andere und mit ihm oder ihr dein innerer Schweinehund.

Zum Glück heißt das nicht, dass du dein Sozialleben aufgeben musst. Triff Freunde in deinem eigenen »Wohnzimmer«, also an Orten, die deiner Transformation helfen. Das kann beim Spazierengehen sein oder in einem anderen Umfeld, wo die Versuchung gering ist, in alte Muster und Essgewohnheiten zurückzufallen.

Die richtige Motivation ist der Schlüssel zum Erfolg

Ich habe dir schon erzählt, dass ich meine alte Waage nach diesem 17. März, dem Geburtstag meiner Mutter, weiter habe verstauben lassen. Ich habe sie für meine 14-Tage-Formel nie gebraucht. Die Vorstellung, Motivation aus der Waage zu beziehen, ist falsch. Sie macht nur Stress und setzt uns unter Druck. Wie ein Lehrer, der seine Schüler antreibt, statt ihnen das Interessante an einer Aufgabe näherzubringen. Das ist die falsche Form der Disziplin, die Form, die mit Strafen und negativen Gefühlen arbeitet. Sie funktioniert vielleicht kurzfristig, allerdings zu einem hohen Preis, denn oft werden wir uns damit schlecht und enttäuscht fühlen. Langfristig steigen so die Chancen, dass wir wieder in alte Gewohnheiten zurückkehren und unsere anfänglichen Erfolge verschwinden.

Eine Zahl auf einer Waage hat keine Verbindung zu uns. Sie kommt meist von außen, von irgendwelchen Instagramseiten oder Diätplänen: In dieser Woche sollst du so und so viel Kilogramm verlieren, an diesem Punkt solltest du so viel wiegen. Vergiss nicht: Du nimmst nicht ab, um ein bestimmtes Gewicht zu erreichen, sondern ein bestimmtes Gefühl. Du willst dich wieder wohlfühlen in deinem Körper, dich selbst als gesund und fit wahrnehmen, wie du es früher einmal getan hast. Dafür gibt es keine vorgeschriebene Zahl an Kilos.

Du brauchst also eine andere Motivation. Eine, die aus dir selbst kommt. Für mich war das mein Projekt New York Fashion Week. Als ich die ersten E-Mails verschickte, rechnete ich mir kaum realistische Chancen aus. Als ich Monate später aus dem Nichts eine Einladung erhielt, hatte ich schon gar nicht mehr damit gerechnet. Doch dieses Projekt, das am Anfang aus Recherche, dem Erstellen von Fotomappen und dem Verfassen von Bewerbungen bestand, half mir gerade in den ersten harten Monaten meiner Transformation, das Ziel im Blick zu behalten.

Solche Projekte können verschiedene Dinge sein: Endlich wieder einen Bikini tragen. Du kannst dein

»Projekt Bikini« starten, indem du bereits nach geeigneten Modellen Ausschau hältst oder Strände checkst, an denen du dich gern bräunen würdest, Urlaubspläne schmiedest. Baue daraus eine Vision, die dich in die Zukunft trägt und dich auf deinem Kurs hält.

Dein Ziel kann auch sein, eine bestimmte Strecke laufen zu können, falls du Bewegung in deine 14-Tage-Formel integrierst. Woran auch immer dich dein derzeitiger Zustand hindert und was du wirklich gern machen möchtest, kann dein Ziel sein.

Dieses Ziel wird dich viel effektiver bestärken als jedes halbe Kilo, das du verlierst. Vor allem am Anfang deiner Transformation, wenn Fortschritte sich erst langsam abzeichnen, sind diese Pläne und Vorstellungen ungemein wichtig.

Pass nur auf, dass dich diese Ziele nicht unter Druck setzen, sondern motivieren.

Solltest du deine Ziele auf dem Weg ändern, macht das nichts. Im Gegenteil, vielleicht ist das sogar ein Vorteil. Denn mit der 14-Tage-Formel veränderst du dich und es wäre nur naheliegend, dass dein neues Ich auch andere Ziele hat.

Solltest du deine Ziele am Ende verfehlen, macht das genauso wenig. Du wirst merken, dass du auf dem Weg dorthin so viel gewonnen hast, dass diese anfänglichen Ziele bloß eine Draufgabe wären. Als ich die Zusage der New York Fashion Week bekam, hatte ich bereits 15 Kilogramm abgenommen. Ich fühlte mich besser denn je, und das war im Grunde schon mehr als genug an Belohnung für meinen Weg.

Suche dir Vorbilder und folge ihnen

Als ich mit meiner Transformation begann, sah ich mir oft motivierende YouTube-Videos an. Ich folgte Menschen, die etwas Ähnliches geschafft hatten, wie ich es plante. Dabei achtete ich nicht so sehr darauf, wie sie es geschafft hatten, denn ich kannte meinen eigenen Plan. Ich sog vielmehr das Gefühl in mich auf, das sie ausstrahlten. Die Euphorie und Freude, wenn sie Ziele erreichten. Die Verzweiflung, wenn sie mal stecken blieben oder einen Rückschlag erlitten. Die Kraft, wenn sie trotzdem weitermachten. Sie gaben mir Hoffnung und Zuversicht, dass auch ich vorankommen würde. Sie halfen mir, wenn ich selbst einmal nicht weiterkam, denn sie teilten diese Probleme. Vor allem motivierte mich das Glück, das sie am Ende ihrer Transformation empfanden. Das wollte ich auch. Dort wollte ich auch hin.

Solche Videos am Abend im Bett zu schauen, morgens beim Frühstück oder während Wartezeiten ist wie ein Energieschub für den Rest des Tages. Sie fokussieren uns auf unser Ziel.

Fülle deine Social-Media-Feeds mit Menschen, die eine ähnliche Transformation wie du durchmachen, die dich

motivieren und die ehrlich und aufrichtig von ihrem Weg berichten, die authentisch sind.

Es ist genauso wichtig, ihren Ärger zu sehen, wenn einmal etwas nicht funktionierte, sowie ihre Freude, wenn sie ein Ziel erreichen.

Erkenne und vermeide oberflächliche Influencer, die sich mit teuren Therapien oder KI-generierten Bildern an den Schwierigkeiten einer echten Transformation vorbeischummeln. Unbewusst wirst du bemerken, dass all das nicht echt ist, und das wird dich demotivieren.

Deine neuen Vorbilder müssen aber nicht unbedingt etwas mit dem Abnehmen zu tun haben. Ich zum Beispiel bewundere Lady Gaga schon lange. Diese Frau hat so viel Power, Erfolg und Mut. Sie erfindet sich immer wieder neu, nicht nur mit ihrer Musik, sondern auch auf der Bühne. Ihre Konzerte sind richtige Action-Shows, ihre Performances sind Hochleistungssport. Auch modisch setzt sie Trends und überrascht immer wieder mit gewagten Outfits. Die Energie, die sie ausstrahlt, motiviert mich ungemein. Diese Energie möchte ich auch an den Tag legen! Doch diese Energie werde ich nur haben, wenn ich meinen Plan durchziehe und wieder zu einem Körpergefühl komme, das mich zufrieden und glücklich macht. So können uns Vorbilder wie Lady Gaga dabei helfen, auch schwierige Momente zu überwinden und auf dem Pfad zu dem besten Selbst zu werden, das wir sein können.

Vergiss Cheat Days

Die 14-Tage-Formel enthält keine Cheat Days. Warum solltest du dir extra einen Tag nehmen, an dem du deinem Ziel keinen Schritt näherkommst? An dem du vielleicht sogar einen Rückschritt machen wirst?

Rückschläge kommen sowieso, darauf solltest du vorbereitet sein. Das ist ganz normal. Du brauchst aber keinen eigenen Tag dafür einführen. Heb dir deine Cheat Days auf, du wirst sie brauchen.

Für mich ist es ein Cheat Day, wenn ein Arbeitsessen oder ein soziales Event ansteht, bei dem ich ein Glas Wein oder ein Dessert akzeptieren muss. Manchmal tauchen Momente auf, in denen es mir einfach zu unhöflich oder lächerlich erscheint, mich dem zu verweigern. Etwa, wenn ein Gastgeber sich große Mühe gegeben hat. Oder wenn wir auf einen wirklich tollen Erfolg anstoßen. Dann gönne ich mir diese kleinen »Aussetzer« und genieße sie, so gut ich kann. Denn ich weiß, dass es nicht so bald wieder passieren wird. Das hilft mir sogar, mich noch stärker auf meinen Weg zu fixieren.

Danach ärgere ich mich dann trotzdem ein wenig über mich selbst. Aber das ist in Ordnung. Ich glaube sogar, das ist gut so. Weil ich dann weiß, dass ich mich für längere Zeit wieder strikt an meinen Plan halten werde. Genieße also die Cheat-Momente und nutze sie, um neue Kraft zu tanken.

Rückschläge gehören dazu

Egal wie diszipliniert, wie konzentriert und wie bemüht wir sind, Rückschläge sind unvermeidlich. Das ist einfach so. Es ist menschlich. Auch mir sind sie passiert. Manchmal war es eine falsche Entscheidung, etwa die Nudeln am Abend durch Brot zu ersetzen, bevor ich bemerkt habe, dass Brot auch nicht das Richtige für mich ist.

Manchmal ist es einfach die menschliche Schwäche, wenn ich etwa einem Stück Kuchen nicht widerstehen kann. Dann ärgere ich mich, schimpfe mit mir wie mit einem kleinen Mädchen und verordne mir für den nächsten Tag eine Extrarunde Bewegung.

Wichtig ist, dass du an Rückschlägen nicht verzweifelst, sondern dass du sie einkalkulierst. Gehe mit dem Wissen in die 14-Tage-Challenge, dass sie passieren werden.

Wenn sie passieren, lass dich von ihnen motivieren. Nimm dein schlechtes Gewissen zum Anlass, am nächsten Tag ein wenig strenger als sonst mit dir zu sein. Das schlechte Gewissen ist dann weg und du hast etwas für deine Diät getan. Noch etwas:

Solange du ein schlechtes Gewissen hast und um neue Strategien ringst, mit Rückfällen umzugehen, bist du auf dem richtigen Weg.

Du darfst auch gern über dich selbst lachen, wenn du mal in deinem Plan danebengreifst. Wir sind alle nur Menschen, wir machen Fehler, wir sind nicht perfekt. Genau darin liegt unsere Schönheit. Das ist auch der Kern von Body Positivity, wie ich sie verstehe: Akzeptieren, dass wir nicht perfekt sind. Und erkennen, dass wir gerade deswegen wunderbar sind.

Tu es für dich, aber nicht für dein Ego, sondern für dein Selbst

Ich habe vor ungefähr zehn Jahren aufgehört, mein Ego vor mir herzutragen. Dieses Ding, das ist wie ein aufgedrehter, selbstverliebter Pfau in einem zu kleinen Käfig, der ständig nach Bestätigung schreit, sich mit fremden Federn schmückt, beleidigt ist, wenn er nicht Mittelpunkt jeder Konversation ist, krampfhaft recht haben will, obwohl er offensichtlich falschliegt, sich durch Kritik fühlt wie ein Soufflé im Sturzflug und dabei so empfindlich ist, dass selbst ein schiefer Blick ausreicht, um ihn in eine dramatische Sinnkrise zu stürzen.

Dieses Ego will natürlich auch, dass wir schön, schlank und begehrenswert sind, aber es ist auch der beste Freund deines inneren Schweinehundes. Wenn du mit der 14-Tage-Formel versuchst, deinem Ego gerecht zu werden, wird es trotzdem nie zufrieden sein. Du wirst irgendwo auf deinem Weg die falsche

Abzweigung nehmen und dich mit deinem ganzen schönen Plan hohl und leer fühlen.

Ich stelle mir mein Ego vor wie dieses grüne Schleimpatzen-Smiley. Es tut uns nichts Gutes. Es stürzt uns höchstens in innere Kämpfe, die wir auch mit noch so großer Disziplin nicht gewinnen können. Es ist einfach ein unerfreulicher Zeitgenosse.

Mein Ego liegt gleichsam immer hinten im Kofferraum, ich brauche es nicht mehr.

Wenn wir ein zu großes Ego haben oder davon gefangen sind, dann sind wir nie so ganz frei. Das Ego blockiert uns, und all das ist genau das Gegenteil von dem, was wir während unserer 14-Tage-Formel brauchen.

Da geht es darum, unser anderes Ich zu entdecken, unser Selbst, ihm ein neues Wohnzimmer zu schaffen, und dafür müssen wir sensibel mit ihm umgehen und offen für seine Bedürfnisse sein.

Mit einem großen Ego geht das nicht. Wir wissen alle, wie es sich verhält, es wird ja in unserer Welt immer aufdringlicher. Viele Menschen reagieren seinetwegen viel zu emotional. Egal, ob im Job oder privat. Ich habe es relativ gut im Griff und darauf bin ich stolz, weil ich eben sagen kann: Mein Ego, das ist nicht dabei.

Das Ego zwingt uns auf ein hohes Ross, aber wenn wir unsere Transformation schaffen wollen, müssen wir klein sein, bescheiden, dankbar und wachsam.

Du wirst sehen: Wenn du es während deiner 14-Tage-Formel schaffst, dein Ego beiseitezulassen und dein Selbst zu entdecken und ihm zu dienen, wird dir manches viel leichter fallen, als erwartet, und viele neue Möglichkeiten werden sich wie von selbst ergeben.

Zwölf Tricks für neue Routinen

Seit mein Erfolg mit meiner 14-Tage-Formel durch die Medien gegangen ist, kommen oft Menschen zu mir, um mit mir darüber zu sprechen. Viele erzählen mir von ihren eigenen Erfahrungen, was mich ehrt und wovon ich viel lernen kann. Hier sind noch zwölf Tricks, die vielen beim Ändern ihrer Routinen geholfen haben. Wähle aus der Liste, was zu dir passt und womit du dich wohlfühlst. Schaden kann nichts davon.

Eins. **Arbeite mit der Verfügbarkeit**
Aus der Suchtmedizin ist bekannt, dass die Verfügbarkeit von Drogen der größte Trigger bei ihrer Anwendung ist. Routinen können wir auch als eine Art Suchtverhalten sehen, also sorge dafür, dass es einfach keinen Kaffee in der Schublade gibt, keine Schwarzwälder Kirschtorte im Kühlschrank und keine Chips in der Belohnungslade.

Zwei. **Formuliere positiv**
Um beim Kaffee zu bleiben: Sage dir am Anfang dieser Challenge nicht »Ich muss heute Tee trinken«, son-

dern sage dir: »Ich bin jemand, der gern Tee trinkt.« Damit veränderst du dein Selbstbild und deine neue Routine wird sich viel harmonischer in deinen Alltag einfügen.

Drei. **Baue Belohnungen ein**
Verknüpfe deine neue Routine mit etwas Positivem. Zum Beispiel kannst du anfangs in deine Lieblingsserie reinschauen, während du Tee statt Kaffee trinkst. Dann kommst du vielleicht gar nicht auf die Idee, dass dir etwas fehlen könnte.

Vier. **Nutze Visualisierung**
Stell dir lebhaft vor, wie du deine neue Gewohnheit erfolgreich ausführst. Das trainiert dein Gehirn und erhöht die Wahrscheinlichkeit, dass du sie erfolgreich in deinen Alltag integrierst.

Fünf. **Wähle den Startpunkt bewusst**
Beginne deine neue Routine an einem symbolischen Punkt wie zum Beispiel an einem Monatsanfang oder an deinem Geburtstag. Das sogenannte »Fresh Start«-Gefühl verstärkt den Willen zur Veränderung. Bei mir war es der Geburtstag meiner Mutter und es hat funktioniert.

Sechs. **Schreib es auf**
Notiere deine neue Gewohnheit und warum sie dir wichtig ist, am besten mit der Hand auf Papier. Das

schafft Klarheit für dich selbst und festigt erwiesenermaßen deine Motivation.

Sieben. **Plane morgens und reflektiere abends**

Gehe morgens die entscheidenden Punkte deines Tagesablaufes durch, an denen sich deine neue Routine manifestieren soll, und reflektiere am Abend, wie gut es geklappt hat. Auch damit stärkst du deinen Fokus auf die Challenge.

Acht. **Überfordere deine Willenskraft nicht**

Starte mit einer einzigen Routineveränderung statt mit vielen gleichzeitig. Das senkt die kognitive Belastung und erhöht die Erfolgschancen.

Neun. **Formuliere dein jeweils aktuelles Veränderungsziel möglichst konkret**

Sag nicht »Ich will mich in meinem Körper wohlfühlen«, sondern sage »Ich trinke jetzt Tee statt Kaffee«. Das unterstützt deine Selbstprogrammierung auf deine neue Routine, die dann dazu führt, dass du dich in deinem Körper wohlfühlst.

Zehn. **Aktiviere emotionale Gründe**

Verbinde deine neue Routine mit einem tieferliegenden Wunsch, zum Beispiel ein besseres Vorbild für deine Kinder zu sein. Das stärkt deine intrinsische Motivation.

Elf. **Überprüfe deine neuen Routinen regelmäßig**
Frage dich wöchentlich: Was funktioniert, was nicht? Kleine Anpassungen helfen, langfristig dranzubleiben. Kartoffeln und Brot sind doch nicht die richtige Alternative zu Nudeln und immer nur Sushi fühlt sich auch nicht gut an? Dann wieder weg damit. Du findest eine neue Alternative.

Zwölf. **Feiere dich**
Schau gelegentlich zurück: Was hast du schon geschafft? Auch kleine Fortschritte verdienen Anerkennung und stärken dein Durchhaltevermögen.

EMS-Training ist ein
echter Abnehmturbo.

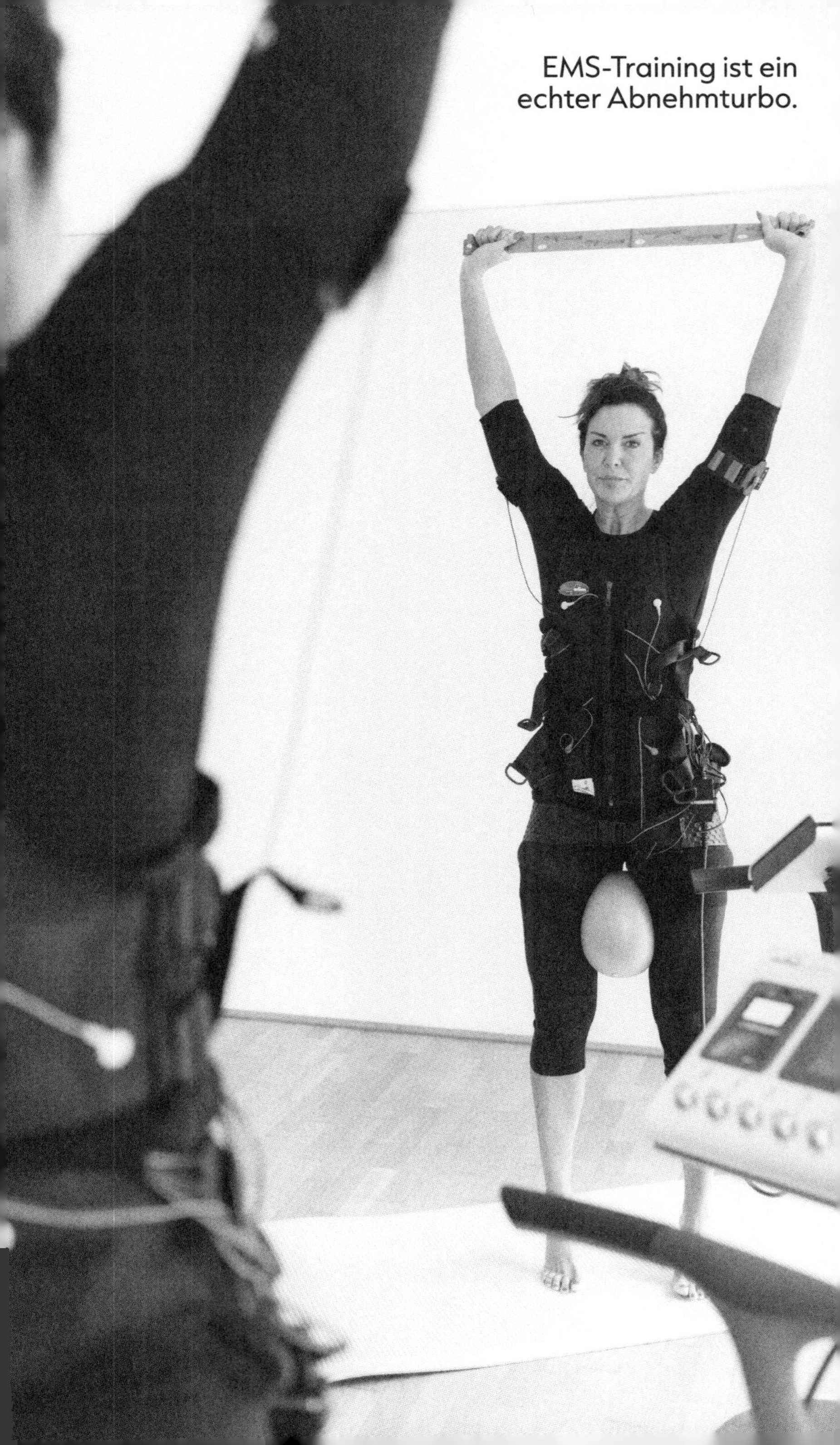

Kapitel acht

DIE LIEBEN FREUNDE

Auf deinem Weg können vertraute Begleiter hilfreich sein, bleibe aber dennoch dabei: Überlege dir sehr genau, wem du davon erzählst. Denn es ist abenteuerlich, was du während deiner Transformation so alles mit deinen Mitmenschen erleben kannst.

Auf deinem Weg zum Wohlfühlkörper begleiten dich viele Menschen. Familie, Freunde, Kollegen, manchmal, wie in meinem Fall, vielleicht auch Fans. Alle reagieren anders auf deine Transformation. Deine Umgebung kann eine große Hilfe für dich sein, manchmal kann sie dir das Leben aber auch schwer machen. In diesem Kapitel erzähle ich dir, was ich dabei so alles erlebt habe, was es mit mir gemacht hat und wie ich damit umgegangen bin.

Curvy-Me oder *Achtung vor den Scheinheiligen*

Wie gesagt fand ich mich auch als curvy beziehungsweise Plus-Size-Martina sexy. Ich zog mich selbstbewusst an und betonte meine Kurven, denn ich finde, eine schöne Frau braucht Kurven genauso wie Ecken und Kanten. Für meine Partner war das nie ein Problem, im Gegenteil, sie fanden mich genau deshalb attraktiv.

Meine Freunde sprachen mir oft Respekt für meinen Mut aus, damit so in die Öffentlichkeit zu gehen. Vor allem am Anfang, als Plus-Size und curvy noch nicht im Mainstream angekommen waren. Von meinen Kollegen und von meiner Familie erhielt ich zum Glück ebenfalls durchgehend positive und bestärkende Rückmeldungen.

Klarerweise gab es auch die scheinheiligen Kommentare. Menschen, die mir gegenüber meinen Mut lobten, während sie hinter meinem Rücken ätzten: »Die sollte sich nicht so anziehen« oder »Die sollte mal lieber abnehmen«. Das gehört leider dazu und solche Kritiken sind schnell an mir abgeprallt, da habe ich zum Glück ein dickes Fell.

Einige waren insgeheim wohl auch ein wenig schadenfroh, dass ich als erfolgreiche Fernsehmoderatorin und Unternehmerin »zumindest fett« wäre. Die Menschen suchen oft einen Makel bei anderen, um sich selbst besser zu fühlen.

Konzentriere dich auf dich selbst. Vergleiche dich nicht und pass auf, deine eigene Situation nicht auf andere umzulegen. Was dir wichtig ist oder gefällt, muss noch lange nicht das Richtige für andere sein. Umgekehrt gilt natürlich das Gleiche.

Auf Social Media gab es überwiegend bestärkende und positive Kommentare. Ich habe über die Jahre eine wunderbare Community gefunden, die mir viel bedeutet. Natürlich gab es auch da immer wieder Hater und böse Kommentare über meinen Stil, mein Aussehen und meinen Körper. Auch das gehört leider zu Social Media dazu. Blocken, vergessen, weitermachen, das ist mein Motto.

Die eigene Transformation auf Social Media zu teilen, kann inspirierend und aufmunternd sein. Es wird aber mit Sicherheit auch negative Kommentare geben. Darauf musst du vorbereitet sein. Willst du das nicht, dann solltest du die sozialen Medien besser meiden.

Die Transformation beginnt

Ganz wichtig für mich war, dass ich mich nicht für irgendjemand anderen ändern wollte. Nicht für meine Community, nicht für einen Partner und auch nicht für Freunde oder Familie. Es half, dass ich nie Druck von diesen Seiten verspürt habe. Die Allermeisten akzeptierten mich wie gesagt so, wie ich war, wohl auch, weil ich sehr selbstbewusst damit umging.

Das ist auch mein Tipp für dich:

Frage dich, für wen du dich ändern willst. Wenn die Antwort nicht »Für mich selbst« ist (und das schließt wie gesagt auch dein Ego aus), dann warte lieber noch ein wenig und denke weiter nach. Denn wenn du dich wohlfühlst, wie du bist, lass dir von niemandem etwas anderes einreden.

Wenn du aber, wie ich, merkst, dass du dich nicht mehr gesund und fit fühlst, dann nutze das als Motivation, mit deiner Transformation zu beginnen.

Ich habe schon erwähnt, dass ich anfangs niemandem von meinen Plänen erzählte. Das nahm viel Druck von mir und reduzierte den Stress.

In den ersten vier Wochen, in denen du noch geduldig auf messbare Ergebnisse warten musst, dich aber bereits anders fühlst, werden auch andere Menschen unbewusst wahrnehmen, dass sich etwas bei dir verändert. »Hast du abgenommen?«, werden sie fragen, oder sie sagen »Du leuchtest ja richtig« oder »Du wirkst so frisch«.

Wenn du nicht über deine Challenge reden möchtest, dann lächle einfach und bedanke dich. Niemanden geht das etwas an. Auch wenn du deine Pläne mit anderen teilst, lass dich nicht von ihren Ratschlägen oder Tipps verunsichern, auch wenn sie gut gemeint sind.

Du hast einen Plan und du wirst dich an diesen Plan halten. Das ist alles, was zählt.

Die lieben Kinder

Besonders toll war für mich, wie meine Kinder auf meine Transformation reagiert haben. Ohne ihnen meinen Plan aufzwingen zu wollen, sah ich es als Gelegenheit, auch sie mit gesunder Ernährung vertraut zu machen. Sie haben es von Anfang an akzeptiert und sich mit Freude an meiner Mission beteiligt.

Mittlerweile kocht mein Sohn besser als ich. Am Airfryer, den wir gern und oft verwenden, ist er ein richtiger Meister geworden. Als kleines Extra werde ich also jetzt viel öfter bekocht als früher. Auch die Linsengerichte lieben meine Kinder. Ich hatte Angst, dass sie diese graue Masse nicht essen würden, denn sie sieht auf den ersten Blick nicht unbedingt appetitanregend aus, vor allem für Kinder, die an Süßigkeiten in allen Farben gewöhnt sind. Aber mit kreativen Zutaten lassen sich tolle Mahlzeiten daraus zaubern.

Meine Kids folgen mittlerweile mehr Ernährungsinfluencern als ich. Sie haben ein ungeheures Wissen angesammelt, das sie mit mir teilen. Wenn ich ein neues Lebensmittel in unsere Küche einführe, haben sie bereits zahlreiche Empfehlungen, wie wir es am besten verkochen können. Sie wissen mittlerweile besser als ich, welche Mahlzeit wie viele Kalorien enthält, wo das meiste Eiweiß zu holen ist und was besser nicht auf den Tisch kommt.

Linsen? Linsen sind ernährungsphysiologisch äußerst wertvoll.

Sie liefern viel pflanzliches Eiweiß und sind daher besonders für vegetarische und vegane Ernährung geeignet. Sie enthalten komplexe Kohlenhydrate und zahlreiche Ballaststoffe, was für eine langanhaltende Sättigung und eine gesunde Verdauung sorgt. Ihr niedriger glykämischer Index wirkt sich positiv auf den Blutzuckerspiegel aus. Zudem enthalten sie relevante Mengen an Eisen, Zink, Magnesium und B-Vitaminen, was sie zu einem wichtigen Baustein einer ausgewogenen Ernährung macht.

Ursprünglich stammen Linsen aus dem Nahen Osten, genauer gesagt aus dem Fruchtbaren Halbmond. Dort wurden sie bereits vor rund 10 000 Jahren kultiviert und gehören damit zu den ältesten Kulturpflanzen überhaupt. In Österreich war der Anbau bis ins 20. Jahrhundert üblich, verschwand dann aber weitgehend. Hauptgründe waren die Mechanisierung der Landwirtschaft und die geringe Wirtschaftlichkeit.

Seit etwa 2010 erlebt die Linse in Österreich ein Comeback. Regionale Bio-Betriebe und Produzenten im Mühlviertel haben wieder mit dem Anbau begonnen, das etwa auf Wunsch der Handelskette Spar, die den steigenden Wunsch nach regionalen Lebensmitteln und auch regionalen Eiweißpflanzen erkannte. Auch die positive Wirkung auf die Bodenfruchtbarkeit und klimatische Veränderungen spielen dabei eine Rolle.

Aha.

Und Kichererbsen?

Kichererbsen sind ebenfalls eine hochwertige pflanzliche Eiweißquelle. Sie enthalten viele Ballaststoffe, die die Verdauung fördern und lange sättigen. Auch sie halten den Blutzuckerspiegel angenehm stabil und liefern außerdem wichtige Mikronährstoffe wie Eisen, Magnesium, Zink und Folsäure. Kichererbsen sind reich an sekundären Pflanzenstoffen, die entzündungshemmend wirken und das Immunsystem unterstützen.

Ursprünglich stammen Kichererbsen aus dem östlichen Mittelmeerraum und dem Vorderen Orient. Seit 8 000 Jahren kultivieren und essen die Menschen sie dort und haben sie seitdem zu einem traditionellen Bestandteil ihrer Ernährung gemacht. In Österreich waren Kichererbsen selten, weil sie warme, trockene Bedingungen benötigen. Doch nun setzen heimische Bauern zunehmend auch auf sie, weil die Nachfrage nach veganen Lebensmitteln steigt und Kichererbsen sich leicht lagern lassen.

Danke schön. In der Schule kriegt ihr dafür sicher einen Einser.

Erst kürzlich haben mir die Kids gezeigt, wie man Eiweißcookies bäckt, die kaum Zucker haben und viel Protein:

- Heize den Ofen auf 180 Grad vor und lege ein Backblech mit Backpapier aus.
- Gib zwei reife Bananen in eine große Schüssel und zerdrücke sie mit einer Gabel, bis sie weich und glatt sind.
- Füge zwei Esslöffel Nussmus deiner Wahl hinzu, zum Beispiel Mandelmus oder Erdnussmus.
- Gib drei Esslöffel Proteinpulver dazu, am besten Vanille oder neutral im Geschmack.
- Rühre außerdem eine halbe Tasse Haferflocken ein. Vermische alles gut, bis ein gleichmäßiger Teig entsteht.
- Forme kleine Kugeln mit den Händen, drücke sie leicht flach und setze sie auf das Backblech.
- Backe die Cookies etwa fünfzehn Minuten lang, bis sie goldbraun sind.
- Lass sie danach auf dem Blech auskühlen, damit sie fest werden.

Diese Cookies sind weich, sättigend und enthalten nur natürlichen Zucker aus der Banane.

Die Küche als neuer Hotspot

Seit ich mit meiner Transformation begann, haben wir viel Zeit in der Küche verbracht und ich konnte viel von meinen Kindern lernen. Es war ein Gewinn für die ganze Familie. Ich kann allen Müttern und Vätern nur raten, ihre Kinder miteinzubeziehen. Es ist unglaublich, wie viel wir von ihnen lernen können.

Meine Mutter als Trittbrettfahrerin

Meine Mutter nahm meine Transformation zunächst skeptisch auf. Sie hatte ja selbst ihre schlechten Erfahrungen mit den *Weight Watchers* gemacht und immer schon mit ihrem Gewicht gekämpft. Sie dachte also nicht, dass ich meine Ziele erreichen würde. Als ich dann Gewicht verlor und sie es mir auch ansah, meinte sie oft, ich sähe so dünn aus. Klarerweise hat sie eine ganz andere Perspektive als ich.

Meine Mutter ist jetzt Anfang siebzig und Single. Eine Weile lang nutzte sie Tinder, wurde dort aber nicht richtig fündig. Ihre Erfahrungen enttäuschten sie. Da führte ich ein ernsthaftes Gespräch mit ihr: »Mama, gefällst du dir so, wie du bist?«

Ihr Schweigen war mir Antwort genug. »Wie kannst du dann erwarten, dass du anderen gefällst?«, fragte ich sie.

Meine Überzeugung ist, dass wir nur dann attraktiv auf andere wirken, wenn wir uns selbst attraktiv finden. Tun wir das, strahlen wir eine natürliche Anziehungskraft aus.

Meine Mutter wusste nicht so recht, was sie tun sollte. Also zeigte ich es ihr. Ich weihte sie in die kleinen Geheimnisse meiner 14-Tage-Formel ein und nahm sie bei meinen Aufhör-Challenges einfach mit.

Schritt für Schritt tauschten wir beide ungesunde Routinen durch gesunde. Jetzt isst sie weniger als früher und setzt auf Eiweißbrot. Sie geht täglich mit dem Hund spazieren. Nur den Kaffee konnte ich ihr noch nicht abgewöhnen.

Meine Mutter hat in zwei Monaten bereits sieben Kilo abgenommen. Aber um die Kilogramm geht es auch bei ihr nicht. Wenn ich sie jetzt sehe, wirkt sie viel jünger und frischer. Zufriedener mit sich selbst.

Im März 2025 hatte sie eine Knieoperation. Davor waren wir ein wenig in Sorge, aber durch ihre Transformation und Lebensstiländerung überstand sie die Operation sehr gut. Es macht mich glücklich, zu sehen, wie ich meine Mutter motivieren konnte, ihr Leben zu ändern. Und wie viel Freude sie mit siebzig Jahren noch daraus zieht.

Ignoriere die Hater

Noch ein Wort zu den Hatern. Jeder Erfolg schafft Neider. Das ist unvermeidlich. Es gibt Menschen, die immer auf andere schauen und sich wünschen, das zu haben, was sie haben. Weil sie sich ständig mit anderen und nicht mit sich selbst beschäftigen, gelingt ihnen das aber nicht. Und so wünschen sie sich, die anderen hätten auch nicht, was ihnen selbst fehlt.

Für solche Menschen habe ich nur Mitgefühl übrig und verschwende sonst keine Gedanken an sie. Obwohl einige Kommentare wirklich giftig waren. »Das ist sicher nicht natürlich«, schrieben manche und verwiesen auf die neuen Abnehmspritzen.

Ich will nicht die Menschen kritisieren, die diese Spritzen verwenden, denn vielen helfen sie wohl. Ich habe mich aber bewusst dagegen entschieden. Zum einen ging es mir eben nicht in erster Linie darum, Kilos zu verlieren, sondern ein besseres Lebensgefühl zu gewinnen. Das konnte mir keine Spritze geben, so viel war mir klar.

Zum anderen weiß ich von den Problemen, mit denen ein rapider Gewichtsverlust als Folge von Therapien oder Medikamenten einhergehen kann. Die Haut wird schlaff und die Gesichter altern, weswegen sich der Begriff »ozempic face«, also »Ozempic-Gesicht«, etabliert hat. Damit sind Gesichter gemeint, die wegen des schnellen Gewichtsverlusts eingefallen und müde wirken. Für mich kam das nicht infrage.

Andere Hater meinten, ich hätte meine Community »verraten« und Body Positivity sei für mich bloß ein PR-Gag gewesen. Als würde jeder schlanke Mensch allein mit seiner Existenz bereits »fat shaming« betreiben.

Meine Entscheidung, abzunehmen, war jedenfalls keine Beleidigung von Menschen, die das nicht taten. Das wäre absurd, aber wie gesagt: Auf dieses Thema möchte ich später noch ausführlicher eingehen.

Hier nur so viel: Mit solchen Kommentaren wirst auch du dich möglicherweise rumschlagen müssen, wenn du abzunehmen beginnst. Ich sage: Sei froh, denn damit weißt du wenigstens, wen du aus deinem Leben streichen solltest. Solche Menschen brauchst du nicht, die werden dich immer nur nach unten ziehen und von deinen Zielen abhalten.

Wenn du dich veränderst, siehst du, wer wirklich zu dir hält. Denn wahre Freunde akzeptieren deinen Wunsch nach Veränderung und werden dich dabei unterstützen. Sie geben dir Kraft und Rückhalt. Sei ihnen dankbar und nimm ihre Unterstützung an.

Am Ende sind die Stimmen der Hater immer leiser als die positiven. So war es auch bei mir. Meine wunderbare Community bestärkt mich täglich auf meinem Weg. Wenn ich jetzt Vorher-Nachher-Fotos poste, kann ich sehen, wie das die meisten Menschen inspiriert und motiviert. Und das inspiriert und motiviert wiederum mich selbst, meinen Weg fortzusetzen.

eine Mama und ich
d ein super Team.

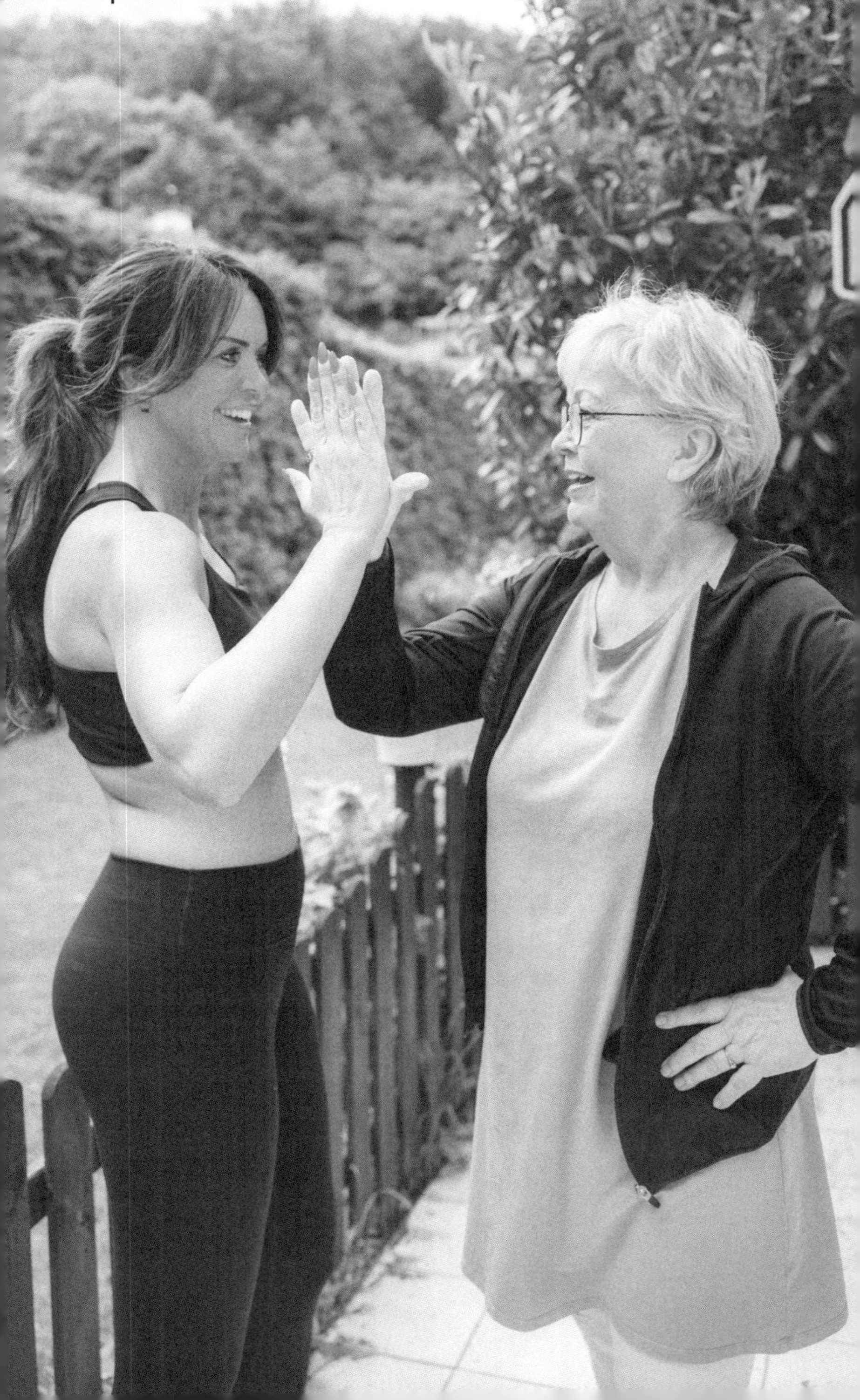

Kapitel neun

SPORT

Wir wissen es alle: Wir sollten uns mehr bewegen. Wir haben das schon so oft gehört, dass es Studien zufolge bei vielen Menschen den gegenteiligen Effekt auslöst. Sie reagieren genervt und trotzig und bleiben erst recht auf der Couch. Doch die 14-Tage-Formel hat auch hier einen großen Vorteil. Wir müssen mit mehr Bewegung nicht gleich zu Beginn unseres Weges anfangen, sondern erst, wenn sich die Lust darauf langsam aber sicher selbst einstellt.

Ich habe es schon erwähnt: Für erfolgreiches Abnehmen spielt Ernährung die entscheidende Rolle. Das Verhältnis von Ernährung und Bewegung für das Abnehmen ist etwa achtzig zu zwanzig. Dennoch kann Bewegung ganz entscheidend dazu beitragen, das Lebensgefühl zu verbessern.

Ich kann mir ein Leben ohne Sport nicht mehr vorstellen. Dabei habe ich gelernt, dass für Bewegung das Gleiche gilt wie für Ernährung: Wenn du es mit der 14-Tage-Formel zu einer alltäglichen Routine machst, fällt es dir leichter, je länger du dabei bleibst. Und bald wird es dir so viel Spaß machen, dass du nicht mehr darauf verzichten willst.

Warum Bewegung so wichtig für mich ist

Du weißt bereits, dass ich immer schon eine begeisterte Läuferin war. Jeden Morgen ging ich eine halbe Stunde laufen, bei Wind und Regen, bei Sonnenschein und Schneefall. Selbst mit 95 Kilogramm schnürte ich morgens die Laufschuhe und drehte meine Runde. Abgenommen habe ich damit eigentlich nicht. Aber das sollte auch gar nicht das Ziel von Bewegung sein. Sie half mir vor allem dabei, abzuschalten und das Gehirn durchzulüften. Hirnbelüftung nenne ich das.

Bewegung half mir, meine Gedanken zu ordnen und konzentrierter in den Tag zu starten. Gleichzeitig war es eine Zeit nur für mich. Ohne Kinder oder Arbeit. Ich stecke mir die Kopfhörer ins Ohr und drehe meine Lieblingsplaylist auf.

Dabei laufe ich nie nach Kilometern, sondern immer nach Zeit. Zwanzig, dreißig oder vierzig Minuten. Wenn die Playlist aus ist, dann höre ich auch auf zu laufen. Somit muss ich mir keinen Druck machen, kein Pensum erfüllen, nicht schneller sein, als ich gerade will. Ich kann einfach in Ruhe meine Runde drehen und jeden Tag die Zeit perfekt einplanen.

Auch meiner Seele tut die Bewegung gut. Sie ist eine Möglichkeit der Einkehr und Kontemplation. Wenn ich eine Runde gelaufen bin, wirken Probleme, die eben noch richtig groß waren, plötzlich nicht mehr so dringend. Manchmal ist beim Laufen sogar schon der Beginn einer Lösung in mir aufgetaucht. Kein Wunder, dass viele Laufen mit Meditation vergleichen.

Jede Menge Gründe also, Bewegung in unseren Alltag zu integrieren, auch unabhängig von jeder Abnehm-Challenge, und es muss ja nicht immer gleich Laufen sein. Wer das zu anstrengend findet, kann ganz einfach eine ausgedehnte Runde spazieren. Auch das hilft bereits und ist besser, als auf der Couch zu gammeln.

EMS-Training als Abnehmbooster

Ich entschied mich aber ganz bewusst dazu, als Teil meiner 14-Tage-Formel Sport intensiver in mein Leben einzubauen. Entscheidend dafür war Anita. Anita ist mittlerweile siebzig Jahre alt und ein echtes Vorbild für mich. Sie ist unglaublich fit und jugendlich und kann mich motivieren wie niemand anderer.

Meine Geschichte mit Anita begann bereits vor etwa sieben Jahren. Sie betreibt ein EMS-Studio in meiner Nähe. EMS steht für Elektromyostimulation. Dabei zieht man eine Hose und ein T-Shirt aus Baumwolle an, beides wird mit warmem Wasser nassgespritzt. Darüber kommt eine Weste, auf der Elektroden sitzen. Um Oberarme und Oberschenkel werden Gurte angelegt. Durch die Elektroden werden elektrische Impulse in den Körper geleitet, alle zwanzig Sekunden kommt ein leichter Schlag. So werden die Muskeln stimuliert und aktiviert.

Es folgt ein kurzes, aber intensives Ganzkörpertraining mit dem eigenen Körpergewicht. Durch die elektrischen Impulse sind die Muskeln dabei ständig unter Spannung, was hilft, schneller Muskelmasse aufzubauen und Fett zu verbrennen.

Beim EMS-Training reicht bereits eine kürzere Zeitspanne aus, um die Muskeln effektiv zu trainieren. Besonders die Tiefenmuskulatur kannst du so erreichen, was dabei hilft, eine straffere Haut zu bekommen. Eine Einheit dauert etwa zwanzig Minuten. Sie lässt sich also auch bei viel Stress gut in den Alltag integrieren. Ich sage immer:

EMS ist Sport für Faule.

Dabei dauerte es lange, bis ich mich traute, Sport in mein Leben zu integrieren. Es war mir unangenehm, da ich mich nicht als besonders sportlich betrachtete. Ich hätte mich zu dieser Zeit trotz aller Body Positivity kaum in ein öffentliches Fitnessstudio gewagt und mich kritischen Blicken ausgesetzt. Ich hätte ständig Angst gehabt, etwas falsch zu machen oder als unsportlich entlarvt zu werden.

Anita wohnt im selben Ort wie ich. Sie war einmal bei einer Veranstaltung, die ich moderierte, und machte dort ein Foto von mir. Später zeigte sie es mir und sagte: »Du schaust gut aus, Martina. Aber du bist nicht trainiert.«

Es dauerte ein Jahr, bis ich wirklich das erste Mal ihr Studio betrat. Immer wieder meldete ich mich an, nur um ihr kurz darauf eine Mail zu schreiben, warum ich nicht konnte und ob wir es bitte verschieben könnten. Unzählige Male schrieb ich ihr. Bis es mir dann irgendwann zu blöd wurde und ich endlich hinging. Das war 2017.

Seit damals absolviere ich einmal die Woche eine EMS-Trainingseinheit. Zusätzlich zum Laufen, das gut für meine Kondition und mein Herzkreislaufsystem ist, stärkt das EMS-Training meine Muskulatur. Bald schon wollte ich auf diese Trainingseinheit nicht mehr verzichten.

Als ich mit meiner 14-Tage-Formel loslegte, wollte ich auch das EMS-Training steigern. Ich fragte Anita, ob wir zwei- bis dreimal die Woche gemeinsam trainieren könnten.

»Gerne«, sagte sie. »Aber dafür musst du zuerst abnehmen.«

Bewegung kommt ganz von allein

Das ist ein weiterer Ratschlag von mir:

Konzentriere dich während der ersten vier bis sechs Wochen nur auf die Ernährung. Jedes Kilo, das du verlierst, wird dir später bei der Bewegung helfen.

Sei achtsam mit dir selbst und überfordere dich nicht. Zwing dir deine Bewegungsroutine nicht gleich auf, sondern mach auch einmal eine Pause, wenn dir dein Körper glaubhaft signalisiert, dass er heute nicht will. Aber versuche, etwas mehr Bewegung in deinen Alltag zu integrieren und mache daraus eine neue Routine. Nicht lange, und du wirst einen großen Unterschied merken.

Du wirst sehen, mit mehr Bewegung löst du einen Dominoeffekt aus. Je mehr du machst, desto leichter fällt es dir. Und desto öfter kannst du trainieren.

Am Anfang wird dich sicherlich noch der eine oder andere Muskelkater plagen. Auch deshalb solltest du auf Pausen zwischen den Trainings achten. Regeneration ist wichtig. Bald aber wirst du dich viel frischer, aktiver und lebendiger fühlen.

EMS-Training machst du auch für deine Schönheit. Es hilft dir, eine straffere Haut zu bekommen, was ein toller Nebeneffekt auf deinem Weg zum Wohlfühlkörper ist.

Eine meiner Verlagskolleginnen, Iris Zachenhofer, eine Psychiaterin und Neurochirurgin, hat erkannt, dass es keinen Sinn macht, Menschen zum Sport zu motivieren. Das löst eher eine Abwehrreaktion in ihnen aus und reduziert die Wahrscheinlichkeit, dass sie tatsächlich sportlicher werden. Wer kennt es nicht: Gebote bringen uns selten dazu, irgendetwas zu tun. Das merken wir schon bei unseren Kindern. Denn wir geben ihnen damit das Gefühl, wir wollten, dass sie etwas tun. Sie wollen aber nur das tun, was sie sich selbst aussuchen.

Dabei wäre Sport gerade für Suchtpatienten ungemein wichtig, wie viele Studien zeigen. Wie wir mittlerweile wissen, finden sich Charakteristiken einer Sucht auch bei ungesundem Umgang mit Essen. Zucker etwa kann geradezu süchtig machen. Sport und Bewegung helfen dem Gehirn, gegen diese Sucht anzukämpfen. Was Iris Zachenhofer beobachtet hat: Mit dem zunehmenden Gesunden des Körpers steigt der Drang, sich zu bewegen, ganz automatisch.

Wer also die Ernährung umstellt und Gewicht verliert, wird früher oder später ganz von selbst den Wunsch verspüren, sich mehr zu bewegen. Ganz einfach, weil wir merken, was unser Körper alles kann. Er ist nicht dafür gemacht, nur zu sitzen und zu liegen und Nahrung in sich aufzunehmen. Wie ein Auto, das gefahren werden muss, um nicht zu verrosten, wollen Muskeln bewegt werden.

Wenn wir also mit der 14-Tage-Formel unsere Ernährung umgestellt haben, sollten wir gut in uns hineinhören. Nach ein oder zwei Monaten mag der Wunsch, uns mehr zu bewegen, ganz von selbst in unserem Gehirn auftauchen. Dann gilt es, die Gunst der Stunde zu nutzen und danach zu handeln. Ob es nun Laufen, EMS-Training, Fitnessstudio, Yoga, Radfahren, Schwimmen oder einfach längere Spaziergänge sind, ist egal. Jeder Schritt zählt auf dem Weg zu unserem besten Selbst.

Als Grundregel bei der Auswahl der Bewegungsart kannst du die verwenden, die sich auch bei mir bestätigt hat: Ich bin schon als Kind gern gelaufen. Das bedeutet nicht, dass du deshalb auch laufen sollst, sondern dass du nachdenken sollst, welche Bewegung du als Kind besonders gern gemacht hast.

Wer sich als Erwachsener auf eine Sportart besinnt, die er oder sie schon als Kind geliebt hat, profitiert oft von einem vertrauten Bewegungsgefühl und einem emotionalen Zugang. Frühe Bewegungserfahrungen prägen nicht nur die Koordination, sondern auch die Motivation, und wer mit Freude trainiert, bleibt langfristig eher dran. Alte Lieblingssportarten aktivieren außerdem oft positive Erinnerungen und reduzieren die Einstiegshürde im Vergleich zu völlig neuen Disziplinen. Zudem kennt der Körper viele Bewegungsabläufe noch, was das Verletzungsrisiko senkt und den Trainingsfortschritt beschleunigt. Studien zeigen, dass Menschen eher sportlich aktiv bleiben, wenn sie sich dabei an Gewohntes und Gerngetanes anlehnen können.

Meine Sport-Routine

Abschließend möchte ich dir von meiner eigenen Routine erzählen, die dir vielleicht als Inspiration dienen kann. Seit ich mit meiner 14-Tage-Formel im Frühjahr 2024 losgelegt habe, gehe ich dreimal die Woche zum EMS-Training. Dazu gehe ich fünfmal die Woche laufen. Das kommt dir vielleicht viel vor, aber lass dich davon nicht demotivieren. Auch viel geringere Mengen an Sport beziehungsweise Bewegung machen schon einen Unterschied, wie eine ganz neue, im *British Journal of Sports Medicine* publizierte Studie zeigt.

Forscher untersuchten dafür die Alltagsbewegung und die Gesundheitsentwicklung von rund 85.000 Menschen im Alter von rund 63 Jahren. In der Auswertung zeigte sich ab 7.000 Schritten ein positiver Effekt. Wer mindestens so viele Schritte am Tag machte, erkrankte später zu elf Prozent seltener an Krebs als jemand mit nur 5.000 Schritten täglich. Wer noch mehr Schritte machte, also 7.000 bis 9.000, senkte sein Krebsrisiko um zusätzliche 16 Prozent. Woran das liegt, fanden die Forscher nicht heraus. Der Grund könnte sein, dass beim Gehen der Insulinspiegel sinkt, und Insulin dürfte auch mit Krebs in Verbindung stehen.

Mein Tag sieht jedenfalls für gewöhnlich so aus: Nach dem Aufstehen mache ich die Kinder fertig für die Schule. Sind sie aus dem Haus, ziehe ich mir mein Sportgewand und meine Laufschuhe an, setze die Kopfhörer auf und gehe raus, um zu laufen. An Tagen ohne

EMS-Training laufe ich 45 Minuten, ohne auf die Kilometerzahl zu achten. Ich laufe nur auf Zeit. Wichtig ist mir dabei, dass ich ins Schwitzen komme. Ich rate allen, mindestens einmal am Tag ins Schwitzen zu kommen. Das zeigt uns, dass wir den Körper wirklich anstrengen. Das kann beim Laufen sein, aber auch beim Stiegensteigen oder bei einer kurzen, zehnminütigen Einheit auf der Yogamatte in unserem Wohnzimmer, während nebenbei der Fernseher läuft.

An Tagen mit EMS-Training laufe ich zu Anitas Studio, wo mich eine intensive, zwanzigminütige Einheit erwartet, ehe ich wieder zurücklaufe. Manchmal erledige ich während dieser Laufrunde gleich ein paar Besorgungen, gehe etwa auf die Post oder kaufe Lebensmittel ein. Ich kann nur empfehlen, die Wege möglichst kurz zu halten. Müsste ich eine halbe Stunde zu meinem Studio anreisen und den gleichen Weg wieder zurückfahren, wäre die Motivation wohl geringer. Suche dir also etwas in der Nähe deiner Wohnung oder deines Büros.

Seit einigen Monaten besuche ich zusätzlich noch ein Fitnessstudio. Zu Beginn habe ich mir eine Stunde mit einem Personal Trainer gebucht, das kostete mich sechzig Euro. Mit ihm besprach ich meine Ziele und er zeigte mir die notwendigen Übungen. Ich habe ein ganz bestimmtes Ziel: Zur *Miami Fashion Week* im Mai möchte ich mit Sixpack über den Laufsteg gehen. Mit 45 Jahren zum ersten Mal ein echtes Sixpack zu haben, das wäre schon richtig geil. Dafür kämpfe ich gerade. Im Fitnessstudio absolviere ich zuerst ein Ganzkörpertraining von acht oder neun Übungen. Dann mache ich noch einen Zirkel für meine Bauchmuskulatur. Besonders stehe ich zurzeit auf Planks, auf Deutsch Unterarmstütz. Auf den Unterarmen und den Zehen hebt man sich so über den Boden, dabei muss man den Hintern und den Bauch die ganze Zeit anspannen und versuchen, mit dem Körper eine gerade Linie zu bilden. Das geht ziemlich rein! Am Anfang habe ich gerade Mal drei Durchgänge zu jeweils zehn Sekunden geschafft. Mittlerweile schaffe ich drei Durchgänge zu je fünfzig Sekunden! Es sind diese Erfolge, die mich motivieren und dranbleiben lassen. Und du wirst sehen, hast du erst mal angefangen, wirst du jede Woche solche kleinen Erfolge feiern können.

Mittlerweile begleiten mich auch meine Kinder ins Fitnessstudio. Sie machen Übungen, die auf ihr Alter abgestimmt sind, denn weil sie beide noch wachsen, sind Übungen mit ihrem Körpergewicht besser als schwere Gewichte. So können wir einen Familienausflug ins Gym machen. Etwas Besseres gibt es doch nicht.

Seit ich trainiere, habe ich auch begonnen, Eiweißshakes zu trinken. Sie helfen beim Muskelaufbau. Ohne das Training würde ich durch das viele Eiweiß nur Gewicht zunehmen, so jedoch sind sie eine wichtige Energiequelle.

Mittlerweile bin ich eine richtige Sportfanatikerin geworden. Ein Vorbild von mir ist Daniela Katzenberger. Die deutsche Schauspielerin und Sängerin hat ebenfalls erst kürzlich mit Krafttraining begonnen und mittlerweile schon bei einem Fitnesswettbewerb mitgemacht. Und sogar gewonnen! Das wäre doch noch etwas: mit fast fünfzig Medaillen im Kraftsport zu gewinnen. Nach den Fashion Weeks in New York, Los Angeles und Miami muss das doch zu schaffen sein ...

Hätte ich das vor einigen Jahren gelesen, hätte ich ebenso wie vielleicht du jetzt gedacht: um Gottes willen! Für mich wäre das nichts! Vielleicht hätte ich das Buch sogar zugeschlagen und verräumt oder verschenkt. Aber da ist eben diese Sache, die ich damals noch nicht auf der Rechnung hatte und auf die du vertrauen kannst:

Mit der 14-Tage-Formel kommt die Lust auf Bewegung und mit Bewegung kommt die Lust auf noch mehr Bewegung. Bis du genau dort bist, wo es für dich perfekt ist. Wo du dich mit dir und in deinem Körper wohlfühlst.

Meine Trainerin Anita ist eine richtige Powerfrau und inspiriert mich, an meine Grenzen zu gehen.

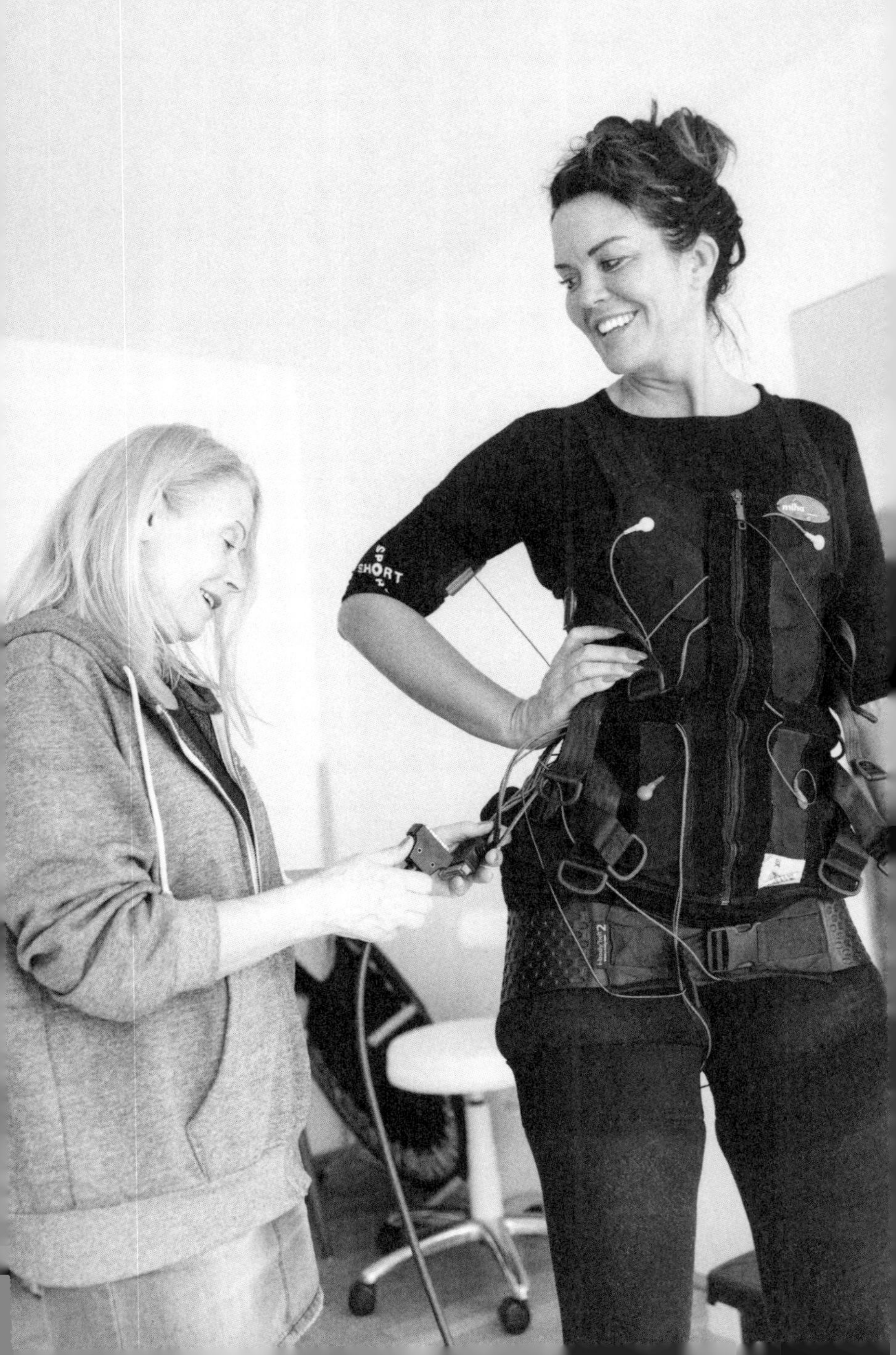

Kapitel zehn

BODY POSITIVITY

Als ich meine Transformation öffentlich machte, bekam ich nicht nur positive Kommentare. Einige Menschen warfen mir vor, ich hätte Body Positivity und das Plus-Size-Modeling all die Jahre bloß benutzt, um Geld zu verdienen. Mein Abnehmen war für sie offenbar eine Beleidigung gegenüber all jenen, die nicht abnehmen konnten oder wollten. Für mich geht diese Sichtweise aus einem völlig falschen Verständnis von Body Positivity hervor. Mit diesem Verständnis möchte ich aufräumen.

Was Body Positivity ist

Als ich nach meinen Schwangerschaften an Umfang zugenommen hatte, fiel mir auf, wie stark unsere Welt auf gewisse Normen ausgerichtet war. Nicht nur in Werbungen und den Medien waren Menschen mit »perfektem« Körperbild überrepräsentiert, sondern auch durch Social Media wurde einem das Gefühl gegeben, für jedes Speckröllchen, jede Falte und jede Hautunreinheit müsse man sich schämen. Das fand ich höchst befremdlich. Denn ich fühlte mich in meinem Körper wohl. Es gab Stellen, die mir besser gefielen, und solche, die mir nicht so gut gefielen. Ich konzentrierte mich immer auf meine Stärken. Ich ließ mir von niemandem sagen, was ich anziehen durfte und was nicht. Ich weigerte mich, mich unsexy zu fühlen, nur weil ich ein paar Kilogramm mehr auf den Rippen hatte.

Somit begrüßte ich es, als Body Positivity ein Trend wurde. Für mich bedeutete das, Menschen zu zeigen, dass sie sich nicht zu schämen bräuchten für ihr Aussehen. Und dass wir aufräumen mussten mit den unrealistischen Bildern, die uns täglich begegneten. Ein Mensch braucht kein Sixpack oder 90-60-90-Maße, um gesund und attraktiv zu sein. Es gibt ein breites Spektrum an gesunden, schönen Körpern. Das ist eine der wichtigsten Missionen von Body Positivity: Menschen klarzumachen, dass sie nicht aussehen müssen wie die Schauspieler und Schauspielerinnen in Hollywoodfilmen.

Die Künstliche Intelligenz stellt den Schönheitswahn ungewollt als das bloß, was er ist: eine Illusion, die viele Menschen gar nicht mehr wollen. Mithilfe der KI können wir Bilder von »perfekt« proportionierten Menschen erschaffen. Doch viele meinen, solche Bilder gefielen ihnen gar nicht mehr, weil sie »zu perfekt« seien. Klingt lustig, oder? Zu perfekt. Aber das zeigt uns, dass Imperfektion eben zum Leben und zum Menschsein dazugehört. Manchmal machen uns gerade unsere unperfekten Seiten besonders attraktiv und interessant.

Ein anderes Problem, auf das Body Positivity zurecht hinwies, war ein praktisches. Für viele Frauen gab es gar keine passenden Kleidergrößen im Angebot. Große Modemarken waren so beeinflusst von den medialen Bildern, dass sie zunehmend Kleidung für Menschen herstellten, die es gar nicht gab. Die Käufer mussten sich den Kleidern anpassen und nicht umgekehrt. Wem das nicht gelang, der musste lange suchen und viele Kompromisse schließen, bis er oder sie endlich etwas fand. Im Zuge des Body-Positivity-Trends begannen viele Designer, umzudenken und neue Größen anzubieten. Auch ich habe angefangen, Mode für Frauen wie mich zu machen: curvy und plus-sized. Damit möchte ich auch nie aufhören, egal, wie sich mein Körperbild verändert. Denn die Welt besteht aus Menschen in verschiedensten Größen und Formen. Das ist etwas Schönes. Und diese Menschen sollten sich nicht ändern müssen, um ihren Style zu finden.

Der Trend von Body Positivity hat mir und vielen anderen Frauen sehr geholfen. Er hat Verständnis dafür geweckt, dass die Idealgrößen, die wir täglich auf Social Media oder im Fernsehen sehen, nicht der Wirklichkeit entsprechen. Durch dieses Verständnis gelang es vielen Menschen, zufriedener mit sich selbst zu sein. Und es veränderte auch die Modewelt insofern, als dass sie nun Platz bietet für mehr Menschen in unterschiedlichen Körperformen. Das sind alles positive Aspekte, für die ich dankbar bin und mit denen ich mich identifiziere. Doch während meiner Transformation sind mir zunehmend die Schattenseiten einer falsch verstandenen Body Positivity begegnet.

Was Body Positivity nicht ist

Body Positivity ist keine Ausrede oder Entschuldigung für einen ungesunden Lebensstil. Was gesund ist, variiert von Mensch zu Mensch und muss individuell analysiert werden. Fakt ist aber, dass ab einer gewissen Grenze der Bereich des medizinisch Gesunden überschritten wird. Wenn deine Ernährung hauptsächlich aus Zucker, Fetten, Alkohol und industriell gefertigten Lebensmitteln besteht, schadest du deinem Körper. Das kann niemand abstreiten. Deine Organe verfetten und entzünden sich. Die Gelenke leiden und nutzen sich schneller ab. Die Muskeln schwinden und werden brüchig. Das Herz und das Gehirn, deine wichtigsten

Organe, leiden. Ab einem bestimmten Punkt führt Übergewicht zu höherem Risiko für Krebs, Demenz, Diabetes, Herzinfarkte, Schlaganfälle und zahlreiche weitere Erkrankungen.

Als ein Mensch, der selbst übergewichtig war, weiß ich, wovon ich rede. Ich fühlte mich nie hässlich oder unglücklich, aber ich fühlte, dass mir viele Dinge im alltäglichen Leben schwerer fielen. Stiegensteigen, lange Spaziergänge, Herumstehen. Die Füße schmerzten, schwollen schneller. Mein Herz pochte oft viel zu heftig. Ich kam schnell ins Keuchen. Müdigkeit und Abgeschlagenheit nahmen zu. Diese Empfindungen verschwinden nicht, wenn wir uns zu überzeugen versuchen, dass eh alles so passt, wie es ist. Die verschwinden nur, wenn wir etwas dagegen tun. Für manche wird es einfacher sein als für andere. Manche werden es allein schaffen, andere werden vielleicht medizinische Hilfe brauchen. Das ist alles legitim. Aber wir dürfen die Augen nicht vor den Fakten verschließen. Übergewicht ist ein Gesundheitsproblem. Und in unserer westlichen Gesellschaft nimmt die Zahl an Übergewichtigen stets zu. Mittlerweile gibt es immer mehr Kinder, die bereits in jungen Jahren an Diabetes erkranken, weil sie sich so zuckerhaltig ernähren. Smartphones und Spielkonsolen fördern den Bewegungsdrang auch nicht gerade. Eine solche Gesellschaft wird unser Gesundheitssystem früher oder später überlasten. Jedes Jahr verliert der Staat Milliarden, weil Menschen aufgrund ihres ungesunden

Lebensstils nicht mehr arbeitsfähig sind. Übergewicht ist eines der größten gesellschaftlichen Probleme unserer Zeit. Das müssen wir anerkennen.

Body Positivity, richtig verstanden, kann sogar dabei helfen, dieses Problem zu beheben. Denn Menschen werden ihre Lebensgewohnheiten eher ändern, wenn wir ihnen verständnisvoll begegnen. Und nicht, wenn wir ihnen das Gefühl geben, sich ständig schämen zu müssen. Das wird eher dazu führen, ungesunde Essgewohnheiten zu verstärken.

Aber Body Positivity, falsch verstanden, wird dafür benutzt, den ungesunden Lebensstil fortzuführen. »Das ist eben so, ich kann mich nicht ändern«, heißt es dann. Fakten werden gern als Beleidigungen dargestellt. Nicht nur »fett« ist schon ein Schimpfwort, sondern »Übergewicht« ebenso. So werden reale Probleme ignoriert, damit Menschen in ihrer bequemen Komfortzone bleiben können. Dabei helfen sie weder sich noch dem Sozialsystem, das wir alle finanzieren und das zunehmend überlastet wird.

Noch schlimmer ist es, wenn jemand wie ich dann tatsächlich abnimmt. Statt motivierende Worte aus der Body-Positivity-Community gibt es viele Stimmen, die das als eine Art Verrat sehen. Dem »Schlankheitswahn« sei man verfallen. Das ist doch Wahnsinn! Body Positivity sollte Menschen dabei helfen, gesünder zu leben, indem sie sich aus eigener Überzeugung ändern wollen. Und nicht als Entschuldigung dafür dienen, nichts ändern zu müssen.

Wir leben in einer Zeit der zunehmenden Verhärtung, Politisierung und Idealisierung. Das merke ich auch am Thema der Body Positivity. Statt wirklich inklusiv zu sein, wird immer mehr ein *Wir* gegen ein *Die* geschaffen, ein *Dick* gegen ein *Dünn*. Dabei geht es doch darum, Menschen dabei zu helfen, ein gesundes Leben zu führen! Wir müssen nicht alle Heilige sein. Ab und zu eine Mahlzeit bei McDonald's, eine Flasche Wein mit Freunden oder ein Kuchen als Nachtisch ist doch nichts Schlimmes. Aber wenn jeder Tag bei McDonald's beginnt und mit einer Flasche Wein endet, dann ist das weder gut für einen selbst noch für die Gesellschaft. Daran ändert auch Body Positivity nichts.

Wie ich mein Leben mit Plus-Size erlebt habe

Ich habe mich immer so akzeptiert, wie ich bin. Das war eine meiner großen Stärken. Aber ich habe mich auch nicht belogen. Es gab gewisse Kleidungsstücke, die mit zu viel Speck einfach nicht gut aussahen. Etwa bestimmte Bikinis. Zum Beispiel Bademode zum Schnüren. Das fand ich immer elegant und sexy, aber früher wäre mir da der Speck zur Seite rausgequollen und das wollte ich nicht. Jetzt, nach meiner Transformation, war es für mich ein unglaublich befreiendes Gefühl, einen solchen Bikini kaufen und tragen zu können. Als wir mit der Familie auf Urlaub in Spanien waren, merkte ich, wie sich die Blicke der Männer am Strand auf mich richteten. Und ich genoss es.

»Mama, hör auf zu flirten«, sagte mir meine Tochter peinlich berührt.

»Lass mich doch«, gab ich zurück. »Ich habe viel dafür trainiert. Ich habe es mir verdient.« Ist ja nichts dabei, ein paar Blicke auszutauschen. Sie bestärken mich in meiner Gewissheit, am richtigen Weg zu sein.

Früher freute ich mich auch viel weniger auf den Sommer. Eigentlich eine so tolle Jahreszeit, die Sonne geht früh auf und spät unter, alle sind draußen, es wird zusammengesessen und gelacht, positive Atmosphäre herrscht überall. Doch für Plus-Size-Frauen wie mich gab es immer Dinge, an die ich denken musste. Beim Gehen rieben die verschwitzten Schenkel aneinander, was nicht nur unangenehm, sondern auch schmerzhaft war. Kleider wurden so zu einer echten Herausforderung. Radlerhosen halfen, waren aber nur noch heißer. Überhaupt kam ich so schnell ins Schwitzen, dass ich mich an einem Tag mehrmals hätte umziehen müssen. Da macht Sonne gleich viel weniger Freude, was ungemein schade ist.

Auch meine Haut benötigte viel mehr Aufmerksamkeit als heute. Mit Make-up und Abdeckstift kämpfte ich gegen Hautunreinheiten. Seit ich nur noch Wasser trinke, den Zucker aufgegeben habe und mehr Bewegung treibe, hat sich meine Haut auf eine Art gebessert, die keine Kosmetik je erreichen könnte.

Das heißt nicht, dass ich »perfekt« sein will. Perfektion gibt es nicht. Wie erwähnt habe ich Dehnungsstreifen am

Bauch, auch die Cellulite an den Beinen ist nicht völlig verschwunden. An manchen Stellen gibt es die ein oder andere Falte. Ich bin 45 Jahre alt, Mutter zweier Kinder und stolz darauf. Das soll man ruhig sehen. Das gehört zu mir, das macht mich aus. Meine Brüste sind durch die Ernährungsumstellung auch kleiner geworden. Aber das alles ist mir egal, denn ich habe ein unvergleichlich besseres Körpergefühl gewonnen. Seit Jahrzehnten habe ich mich nicht mehr so gesund, fit, belastbar und frei gefühlt. Mein Selbstbewusstsein ist noch mal auf eine neue Ebene gestiegen. Ich habe das Gefühl, alles schaffen zu können, was ich mir vornehme. Das ist wahre Body Positivity: sich eingestehen zu können, unabhängig von Aussehen und Körperform, wenn etwas nicht passt. (Das kann übrigens schlanke Menschen genauso treffen.) Und dann den Willen zeigen, etwas zu ändern. Wir sollten Menschen in ihrer Transformation hin zu einem gesünderen Lebensstil bestärken und unterstützen und sie nicht kritisieren, weil sie etwas an sich ändern wollen. Das wird nicht nur den betroffenen Menschen ungemein helfen, sondern auch unserer ganzen Gesellschaft.

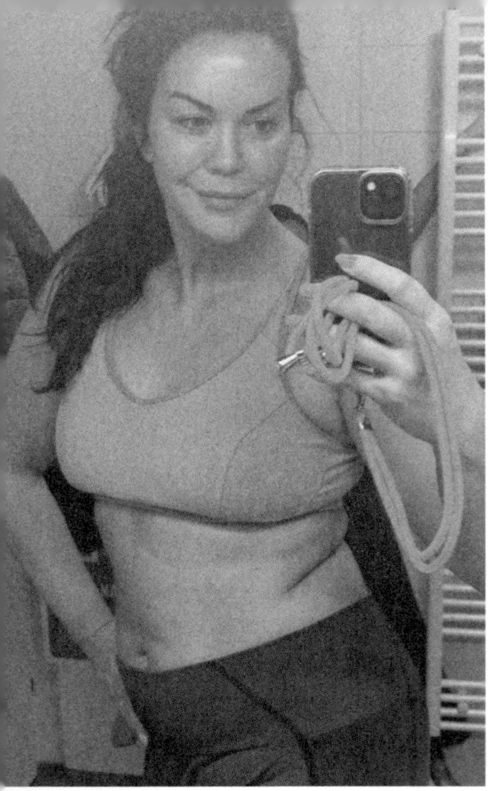
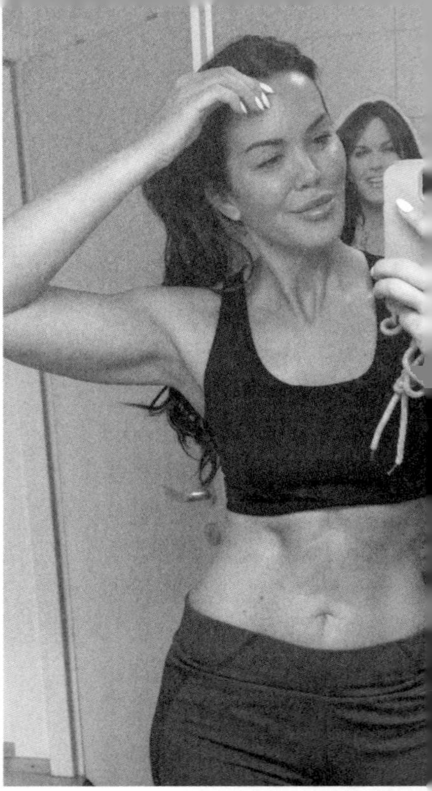
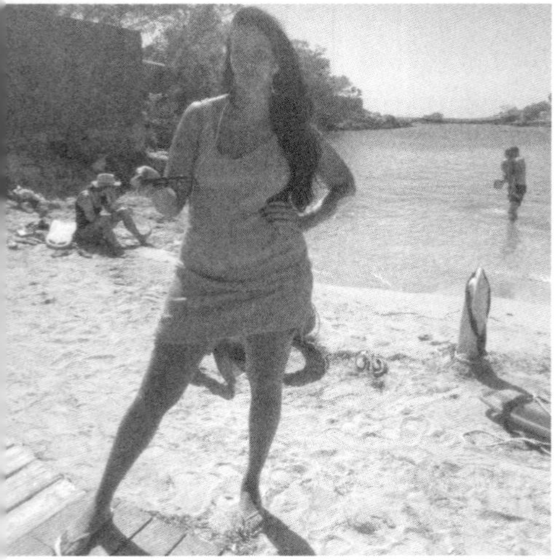
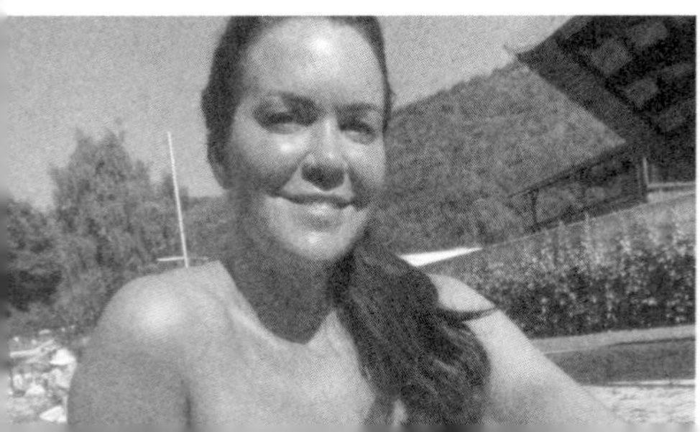
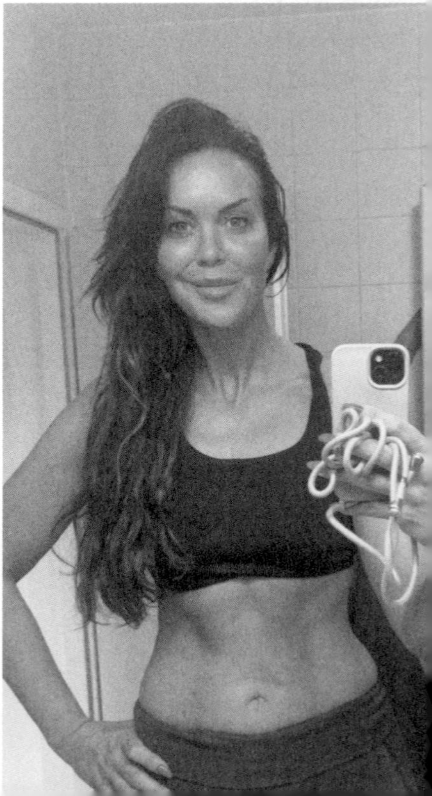

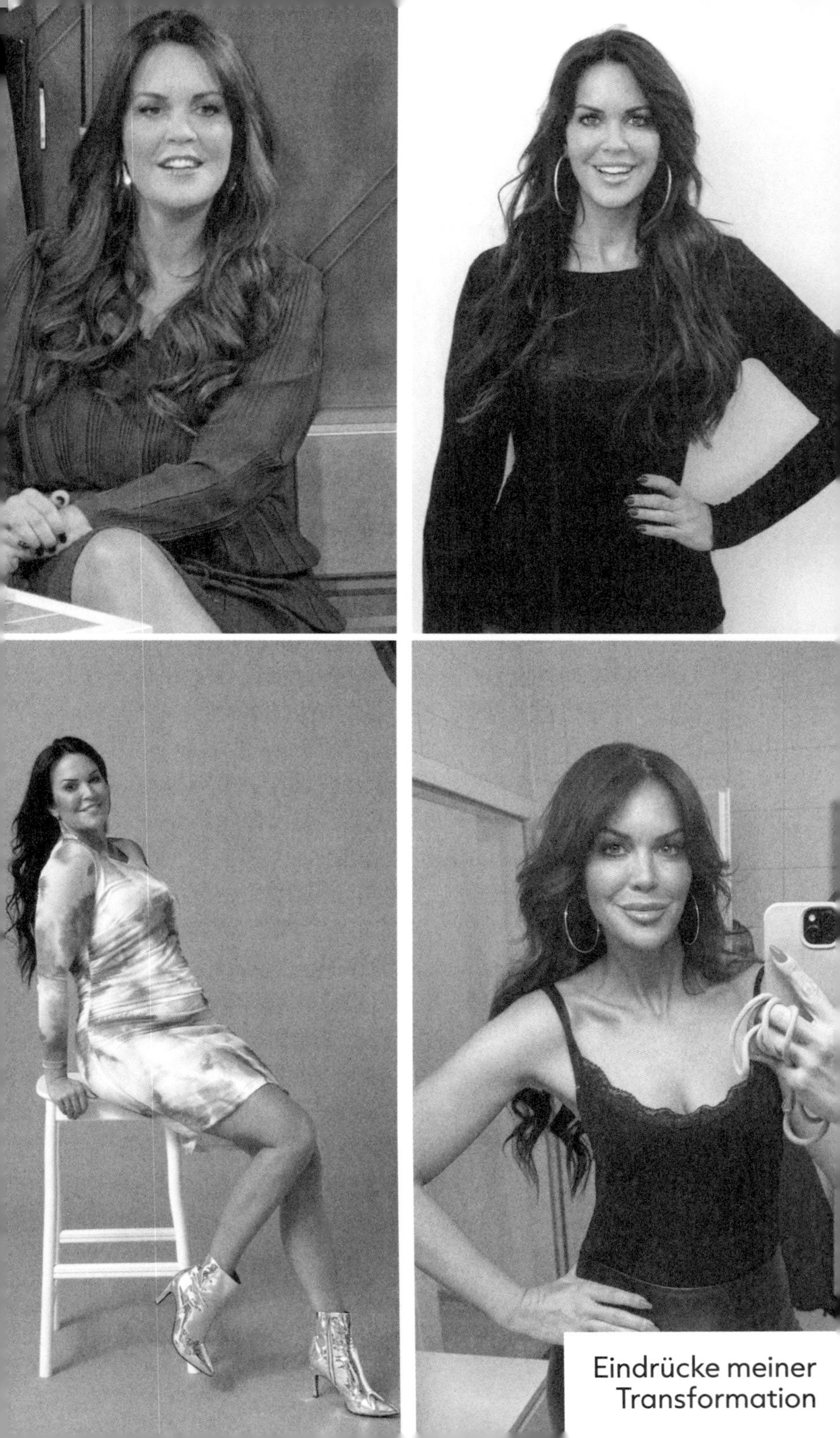

Eindrücke meiner Transformation

Kapitel elf

REZEPTE

Mit der 14-Tage-Formel hat sich meine Beziehung zum Essen grundlegend verändert. In diesem Kapitel möchte ich meine neue Ernährungsroutine zusammenfassen, ein paar Tipps geben und eine Auswahl meiner liebsten Rezepte zum Nachkochen.

Meine Ernährungsroutine

Frühstück. Nach dem Aufstehen trinke ich gleich mal ein oder zwei Gläser Wasser. Wenn ich Frühstück für die Kids zubereite, mache ich mir einen Tee und esse dazu ein ungezuckertes Joghurt, in das ich wahlweise Proteinpulver und Obst, am liebsten Heidelbeeren, schneide. Auf Kaffee verzichte ich mittlerweile gänzlich. Bevor ich in die Arbeit fahre, fülle ich mir noch eine 1,5-Liter-Flasche Wasser an, die ich während des Vormittags trinke.

Mittagessen. Zu Mittag esse ich meistens etwas, das arm an Kalorien ist und Eiweiß enthält. Gern greife ich zu Salaten, die ich mit proteinreichen Zutaten mische, etwa Hühnerbrust oder Feta. Ich verzichte auf Nahrungsmittel mit vielen Kohlenhydraten wie Nudeln oder Brote. Meine 1,5-Liter-Wasserflasche fülle ich wieder auf.

Snacks. Während des Nachmittags setzt oft der Hunger ein. Ich besänftige ihn mit ungesalzenen Nüssen oder einem Proteinshake (aber nur in Kombination mit regelmäßigem Sport). Überfällt mich eine Heißhungerattacke, greife ich zu Kefir oder Buttermilch. Manchmal sättigt mich das so sehr, dass ich gar kein Abendessen mehr brauche. Und nicht vergessen: viel trinken!

Abendessen. Kein spätes Essen mehr, keine Naschereien. Ich koche gern Linsen- und Kichererbsengerichte, etwa Curry. Manchmal reicht auch noch ein ungezuckertes Joghurt oder eine kalte Platte mit Wurst und Käse (aber ohne Brot). Auch ein Proteinshake kann vor dem Schlafengehen sinnvoll sein, da der Körper während des Schlafens regeneriert und das Protein in den Muskeln gebraucht wird. Mittlerweile bin ich dazu übergegangen, mir meine Mahlzeiten vorzubereiten, sogenanntes Meal Prep. Das geht ganz einfach und ist praktisch, denn mit einer Stunde Kochen am Sonntag hat man so ein Mittagessen für die nächsten drei bis vier Tage. Linsen- und Kichererbsengerichte eignen sich gut dafür.

Ich esse nicht weniger, nur anders

Der Vorteil der 14-Tage-Formel ist, dass ich nicht weniger Mahlzeiten zu mir nehme, diese aber anders zubereite. Damit muss ich keine Routinen aufgeben und die Gefahr des gefürchteten Jo-Jo-Effekts ist geringer. Mit den neuen Essroutinen wird die zugeführte Menge automatisch geringer. Jede Mahlzeit wird kleiner und frei von überschüssigen Ballaststoffen, Kalorien, Fetten oder Kohlenhydraten. Die Ernährung wird gesünder und effizienter.

Ich habe schon erwähnt, dass ich mich darauf konzentriere, langsamer zu essen. Das macht nicht nur schneller satt und hilft dem Magen beim Verdauen, es steigert auch den Genuss. Sich mit allen Sinnen auf das Essen zu konzentrieren, ist ein wahres Geschmackserlebnis. So gesehen geht mir auch nichts ab. Denn früher habe ich die unterschiedlichen Speisen zum Teil so schnell hinuntergeschlungen, dass ich kaum Zeit hatte, sie wirklich zu schmecken. Die natürlichen Produkte, die ich jetzt in meinen Ernährungsplan integriert habe, werden von mir in allen Facetten wahrgenommen. Kein Vergleich zu früher!

Natürlich passiert es manchmal, dass ich mit meiner Routine breche. Wenn ein Geschäftsessen ansteht oder eine gute Freundin Geburtstag feiert. Nicht immer kann ich meine selbstauferlegten Regeln dann einhalten. Aber wie bereits erwähnt, nehme ich das zum Anlass, am nächsten Tag mit noch mehr Motivation zu meinem Plan zurückzukehren und vielleicht eine Mahlzeit auszulassen oder kleiner als sonst zu gestalten. Es geht darum, eine gesunde Balance zu halten.

Allrounder Airfryer

Ich bin weder eine besonders gute noch begeisterte Köchin. Gerichte müssen für mich möglichst einfach, praktisch und schnell zuzubereiten sein. Eine Anschaffung, die sich absolut gelohnt hat, war ein Airfryer. Das ist ein echtes Allroundgerät und ein Gamechanger für Kochmuffel wie mich. Ein Airfryer ist eine Heißluftfritteuse, die mithilfe von heißer Luft frittiert, grillt, gart und backt. Speisen können so ohne Öl zubereitet werden, was Fett und Kalorien reduziert. Die Preise beginnen bei sechzig Euro und gehen bis 300 oder mehr. Ein Gerät zwischen 150 und 200 Euro ist völlig ausreichend und eine Investition, die sich wirklich lohnt.

Wie erwähnt lässt sich damit fettfreies Essen zubereiten. Außerdem geht es schnell und mit ihm kann ich mich entscheiden, ob ich grillen, backen, garen oder frittieren will. Ich kann damit Fleisch genauso wie Reis oder Pommes zubereiten und das alles fast fettfrei. Mein Sohn ist wie bereits erwähnt mittlerweile ein echter Meister des Airfryers geworden, was uns allen zugutekommt. Wenn du denkst, dass Kochen nichts für dich ist, dann wird dich der Airfryer sicherlich überraschen!

Meine Lieblingsrezepte

Nun kommen wir aber zu meinen Rezepten. Sie haben im letzten Jahr Nudeln, Pizza, Burger, Sushi, aber auch Kuchen und Süßigkeiten ersetzt. Vielleicht können sie dich ja inspirieren und motivieren, etwas Ähnliches zu versuchen! Viel Spaß damit!

Schwarze Linsen mit Hühnerfleisch und Reis

Eine Dose braune Linsen in einem Topf warm machen, mit Salz und Pfeffer würzen. Ich gebe gern indisches Gewürz dazu. 250 Gramm Hühnerfleisch in der Pfanne mit wenig Öl anbraten, im Anschluss Zitronensaft, Salz, Pfeffer und Sojasoße dazugeben.

Die fertigen Linsen und das Hühnerfleisch mit einer Handvoll Reis auf einen Teller geben und mit einem Klecks Naturjoghurt genießen.

Cottage-Cheese-Pizzaboden mit Belag nach Wahl

Ein bis zwei Packungen Cottage Cheese Natur in eine Schüssel geben, zwei Eier dazu, mit geriebenem Gouda oder Mozzarella vermischen. Salz und Pfeffer dazu.

Die Masse auf einem Backblech ausstreichen und für 25 Minuten bei 180 °C backen.

Danach je nach Belieben belegen oder wie Brot genießen.

Eisbergsalat mit Halloumi und Nüssen

Einen halben Eisbergsalat waschen und klein schneiden. Halloumi Natur oder mit Gewürzen im Airfryer 10–15 Minuten bei 180 °C grillen. In einer Pfanne Sonnenblumenkerne, Mandeln und Sesam kurz anrösten.

Den Salat mit Öl und Essig verfeinern. Ich nehme gern einen Schuss Zitronensaft. Nach Belieben Tomaten, Gurken und Paprika dazu. Den Salat anrichten, Halloumi dazu und zum Schluss die Nüsse darüber.

Griechischer Joghurt mit Heidelbeeren und Sesam

250 Gramm griechischer Joghurt mit niedrigster Fett-Stufe, gern mit ein bisschen Eiweißpulver, in eine Schüssel geben. Eine Handvoll Heideleeren waschen und darüberstreuen, nicht vermischen, schmeckt mir so besser. Ein bisschen Sesam darüber. Wer mag, kann Honig verwenden. Ist ein super Frühstück oder ein Snack zwischendurch.

Joghurt-Hühnchen mit Kichererbsen

Dafür brauchen wir 250 Gramm Joghurt mit niedrigster Fett-Stufe, 250 Gramm Hühnerfleisch und eine Dose Kichererbsen.

Die Kichererbsen waschen und in einem kleinen Topf warm machen, mit Salz und Pfeffer würzen. Ich nehme gern noch ein indisches Gewürz dazu.

Hühnerfleisch mit wenig Öl anbraten, je nach Belieben würzen. Joghurt und Zitronensaft dazu, das Ganze leicht köcheln lassen.

Kichererbsen auf einen Teller mit Hühnerfleisch geben und mit einem Löffel frischem Joghurt genießen.

Eierspeise mit grünem Spargel

Vier Eier verquirlen, Salz und Pfeffer dazu. Ein Schuss Milch. Daraus eine Eierspeise beziehungsweise Rührei machen.

In einer Pfanne grünen Spargel leicht anrösten, viel Salz und Zitronensaft dazu.

Auf einem Teller zusammen servieren und genießen. Ich gebe gern ein bisschen Sesam darüber.

Hühnerfleisch in Speck gewickelt eingelegt in Tomatensoße und Reis

Wir brauchen eine Packung Frühstücksspeck, 250 Gramm Hühnerfleisch, eine Packung Tomatensoße fein passiert, sowie eine Handvoll Reis.

Hühnerfleisch mit Salz und Pfeffer würzen. In längliche Streifen schneiden. Jedes Stück Hühnerfleisch mit Speck umwickeln. In eine längliche Auflaufform legen und mit Tomatensoße auffüllen. Oben darauf Mozzarellascheiben, noch einmal richtig würzen mit Salz und Pfeffer.

Bei 180 °C für 45 Minuten ins Backrohr.

Danach mit Reis servieren.

Warmer Linsensalat mit Speck und Feta

Eine Dose dunkler Linsen aufkochen, mit Salz, Pfeffer und Sojasoße würzen. Feta in kleine Würfel schneiden. Salz, Pfeffer und ein bisschen Olivenöl dazugeben. Speck in kleine Streifen schneiden und anbraten. Danach alles vermischen und genießen.

Blattspinat mit Käsewürfel und Ei

250 Gramm Blattspinat in einem Topf wärmen und aufkochen, mit Salz und Pfeffer würzen. Ich nehme keinen Knoblauch, weil ich ihn nicht mag. Kann aber natürlich hinein.

Gouda in kleine Würfel schneiden.

Drei Eier zu einer Eierspeise machen. Auf Blattspinat servieren, mit Käsewürfel drüber.

Grill-Gemüse mit Hühnerspießen

Eine Zucchini, grünen Spargel und eine Aubergine, in Würfel geschnitten, in der Pfanne braten oder im Airfryer grillen.

Hühnerfleisch in würziger Marinade mit Salz, Pfeffer und Paprikagewürz in der Pfanne oder am Grill zubereiten.

Ich liebe Joghurtsoße sehr, die mache ich mir oft selber mit einem Naturjoghurt (niedriger Fettgehalt), dazu Salz, Pfeffer und verschiedene Gewürze.

Grillgemüse und Hühnerfleisch mit Joghurtsoße genießen.

Magertopfen mit Proteinpulver und Früchten

250 Gramm mageren Topfen in eine Schüssel geben, einen Löffel Eiweißpulver dazu und einen Schuss

Milch, damit es cremiger wird. Äpfel, Erdbeeren, Heidelbeeren oder Himbeeren je nach Belieben dazu. Keine Banane, da diese sehr viel Zucker enthält.

Gern mit Nüssen verfeinern. Macht super satt.

Hühnerfleisch mit indischer Joghurtsoße und roten Linsen

250 Gramm Hühnerfleisch würzen und anbraten. Ich nehme oft fertige indische Gewürzmischungen. Rote Linsen über Nacht einweichen. Am nächsten Tag aufkochen, mit Salz und Pfeffer würzen. Dazu gebe ich gern einen Suppenwürfel für den Geschmack.

Fleisch und Linsen mit ein bisschen Naturjoghurt genießen.

Minestrone-Suppe

Gemüse, zum Beispiel Zucchini, Auberginen, Zwiebel, Tomaten, Paprika, Kichererbsen oder Bohnen, in Suppenbrühe kochen.

Ordentlich würzen mit Salz und Pfeffer, einen Suppenwürfel dazu.

Mit geriebenem Parmesan genießen.

Edamame-Falafel und Avocado-Salat

Edamame in einem Topf warm machen und ordentlich salzen. Falafel fertig kaufen und warm machen. Avocado in Würfel schneiden. Wer mag, gibt gewürfelten Feta dazu. Alles vermischen, mit Salz, Pfeffer und Zitronensaft würzen und genießen.

Hühnersuppe mit Einlage ohne Nudeln

Hühnerschenkel mit Suppengemüse in einem Topf ein bis zwei Stunden ziehen lassen. Suppenwürfel, Salz und Pfeffer dazugeben. Danach mit ein bisschen Parmesan genießen. Ist eine richtige Kraftsuppe und macht satt.

Die Ernährung ist achtzig Prozent
von erfolgreichem Abnehmen.

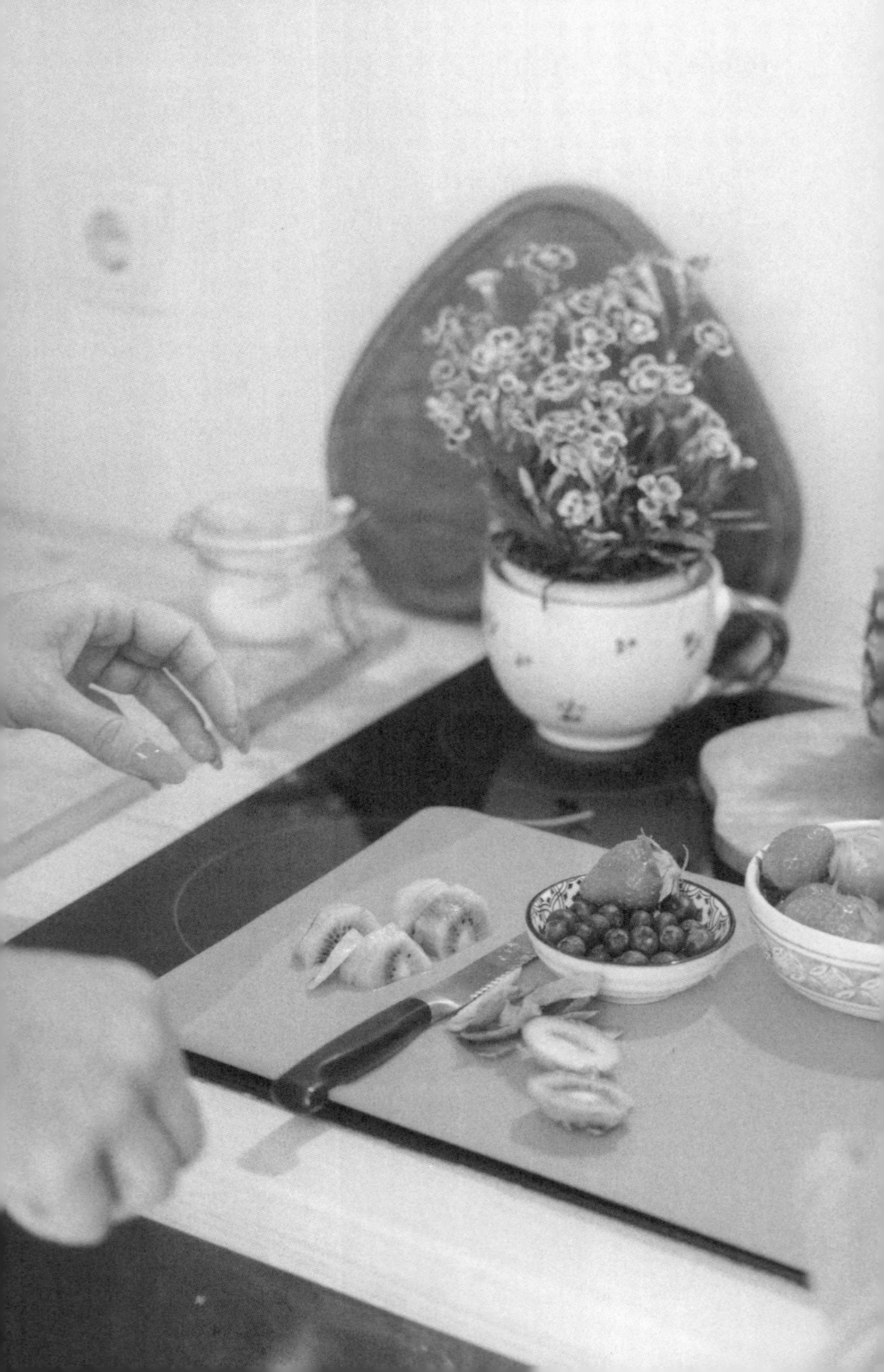

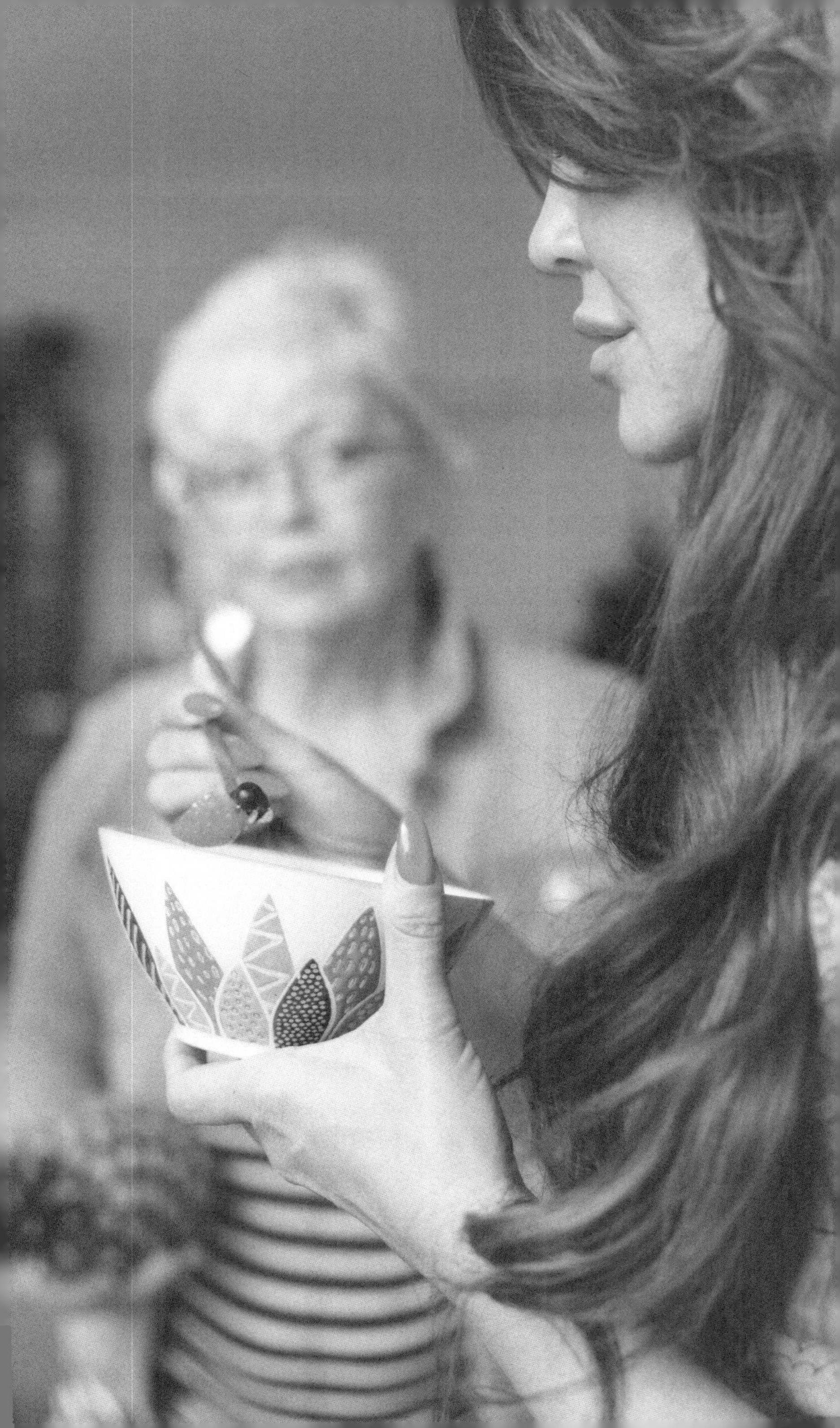

Kapitel zwölf

MEIN NEUES LEBEN

Es war mein großer Traum, bei der New York Fashion Week zu modeln. Nachdem ich von diesem verrückten Erlebnis nach Hause kam, spürte ich, dass dies noch nicht alles gewesen war. Etwas Neues hatte seinen Anfang genommen. Und ich konnte kaum erwarten, zu sehen, was noch kommen würde.

Im Mai werde ich meine nächste Fashion Show als Model absolvieren, diesmal in Miami, wo ich für die Marke Molo laufen werde. Dort werde ich in Bademode zu sehen sein. Dafür habe ich in den letzten Monaten hart gekämpft, um ein Sixpack zeigen zu können. Eine 45-jährige Frau, Mutter zweier Kinder, die vor etwas mehr als einem Jahr noch dreißig Kilogramm mehr auf den Rippen hatte, läuft in Bademode über die Laufstege Miamis. Das ist doch verrückt, oder? Und alles hat mit dem Versuch begonnen, alle zwei Wochen eine kleine Sache in meinem Leben zu ändern. Aus vielen kleinen Entscheidungen ist mit der Zeit ein völlig neues Leben gewachsen. Ein Leben, in dem ich mich so wohl fühle wie noch nie zuvor. Mit fast fünfzig habe ich das Gefühl, eine zweite Jugend gewonnen zu haben. Ich freue mich auf alles, was die Zukunft noch für mich bereithält!

Doch nicht nur meine Karriere hat sich verändert. Auch mein Blick auf das Leben und auf die Menschen um mich herum. Ich könnte mir etwa nicht mehr vorstellen, einen Partner zu haben, der keinen Sport betreibt. Ich bin wählerischer in meiner Männerauswahl geworden, weil ich merke, was möglich ist, wenn man sich anstrengt. Und was ich von mir erwarte, was ich leiste, das erwarte ich auch von meinem Partner.

Ich möchte auch weiterhin Plus-Size-Mode machen, weil ich denke, dass jeder Körper verdient hat, den richtigen Style für sich zu finden. Und solange Menschen mit ihrem Gewicht und ihrem Zustand zufrieden und glücklich sind, gibt es keinen Grund, etwas daran zu ändern. Ich war es am Ende nicht mehr und daher habe ich mich auf diese Reise begeben. Und ich erlebe, dass es viele Menschen gibt, die nicht ganz zufrieden mit sich sind. Die wissen, dass es ihnen besser gehen könnte. Sie haben vielleicht noch nicht den Mut gefunden, sich das einzugestehen. Auch, weil sie nicht wissen, wie sie das ändern sollen.

Ich hoffe, genau diesen Menschen in Zukunft Hoffnung zu geben und eine Inspiration sein zu können. Eine neue Karriere als Motivationstrainerin, das würde mir gefallen. Schon jetzt versuche ich, meine Follower über Social Media zu ermutigen oder Leserinnen und Lesern mit diesem Buch eine Möglichkeit zu zeigen, ihr Leben zu verändern.

Am Ende dieser Reise kann ich folgendes Fazit ziehen: Jeder Schritt zählt. Du kennst wahrscheinlich das Sprichwort: Rom wurde nicht an einem Tag erbaut. Dein neuer Körper wird auch nicht an einem Tag geschaffen werden können. Was deine Transformation braucht, ist ein Zwei-Wochen-Rhythmus und das über Monate hinweg. Aber du wirst mit jedem Monat deine Fortschritte deutlicher sehen. Immer stärker wird dir vor Augen treten, was du erreichen kannst, wenn du nur wirklich willst. Viele Jahre lang hatte ich, was Essen anging, kaum Disziplin. Doch mithilfe der 14-Tage-Formel habe ich meinen inneren Schweinehund ein ums andere Mal besiegt und alle inneren Widerstände überwunden. Mittlerweile empfinde ich große Freude an meinem neuen Lebensstil und würde ihn gegen nichts auf der Welt eintauschen wollen.

Mich hat überrascht, wie magnetisch meine neue Einstellung gewirkt hat. Ganz von selbst lernte ich Menschen mit ähnlichen Zielen und Interessen kennen, die mich auf meinem Weg unterstützten. Neue Karrieremöglichkeiten öffneten sich, ohne dass ich darüber nachgedacht hatte. Und die tiefe Zufriedenheit, die ich heute verspüre, stellte sich mit der Zeit ganz von selbst ein. Verändere dich, und dein Leben verändert sich mit. Du brauchst gar nichts weiter dafür zu tun. Es wirkt ein bisschen wie Magie. Nur hast du es selbst in der Hand, diese Magie in dein Leben zu lassen.

Letztlich fühle ich mich auch unglaublich stolz, nur kraft meines Willens meine Träume wahr gemacht zu haben. Dabei sind die Fashion Weeks in New York und Miami nur die Draufgabe. Wirklich stolz bin ich, dass ich mich nicht nur verändert habe, hin zu einem besseren Lebensgefühl, sondern dass ich dadurch erst wirklich zu mir selbst gefunden habe. Mir war immer wichtig, authentisch und ehrlich zu sein. Wer mich kennt, weiß, dass ich mir kein Blatt vor den Mund nehme und mich mit meiner Meinung nicht hinter dem Berg halte. Dafür schätzen mich meine Freunde. Aber vor meiner Transformation hatte ich das Gefühl, nicht die beste Version meiner selbst zu sein. Die wahre Martina drohte von Müdigkeit und Kraftlosigkeit verdrängt zu werden. Dabei war ich immer fröhlich, energiegeladen und positiv. So wollte ich auch sein! Allen meinen Hatern kann ich also nur sagen: Ich habe mich gar nicht so sehr verändert. Vielmehr hat mir diese Transformation geholfen, noch mehr zu mir selbst zu kommen. Die wahre Martina wieder freizulegen. Das geschafft zu haben, darauf bin ich am meisten stolz.

Dabei war meine Ausgangsposition nicht besser oder schlechter als bei den meisten anderen Menschen. Viele Jahre lang hatte ich mich mit ungesunden Lebensgewohnheiten herumgeschlagen. Ich war weder besonders sportlich noch achtete ich auf meine Ernährung. Ich hatte mir zahlreiche Rituale angewöhnt, die schlecht für mich waren. Aber mit Ausdauer, ein wenig Disziplin und einem klaren Plan habe ich mein Ziel erreicht. Es wäre gelogen, zu behaupten, dass es immer einfach gewesen wäre. Gerade der Anfang kann hart sein. Aber war es so schwierig, wie ich es mir vorgestellt hatte? Nein, bei weitem nicht. Mithilfe der 14-Tage-Formel konnte ich die Schwierigkeiten in so kleine Scheibchen schneiden, dass sie kaum mehr ins Gewicht fielen. Rückblickend betrachtet frage ich mich, warum ich nicht schon viel früher mit meiner Transformation begonnen habe. Und denke mir, wie unglaublich schnell und natürlich alles vor sich ging.

Glaub mir, wenn ich das schaffen kann, dann kannst du das auch. Und in einem Jahr wirst du zurückblicken auf diesen Moment. Du wirst dich wundern, was du alles in diesem Jahr erreicht hast. Und du wirst diesen tief befriedigenden Stolz spüren, die beste Version deiner selbst zu sein. Also, worauf wartest du noch? Nimm morgen die erste kleine Änderung vor. Du wirst sehen, bald ändert sich dein Leben wie von selbst.

Die neue Martina erobert Hollywood.
Und die Reise ist noch lange nicht zu
Ende …

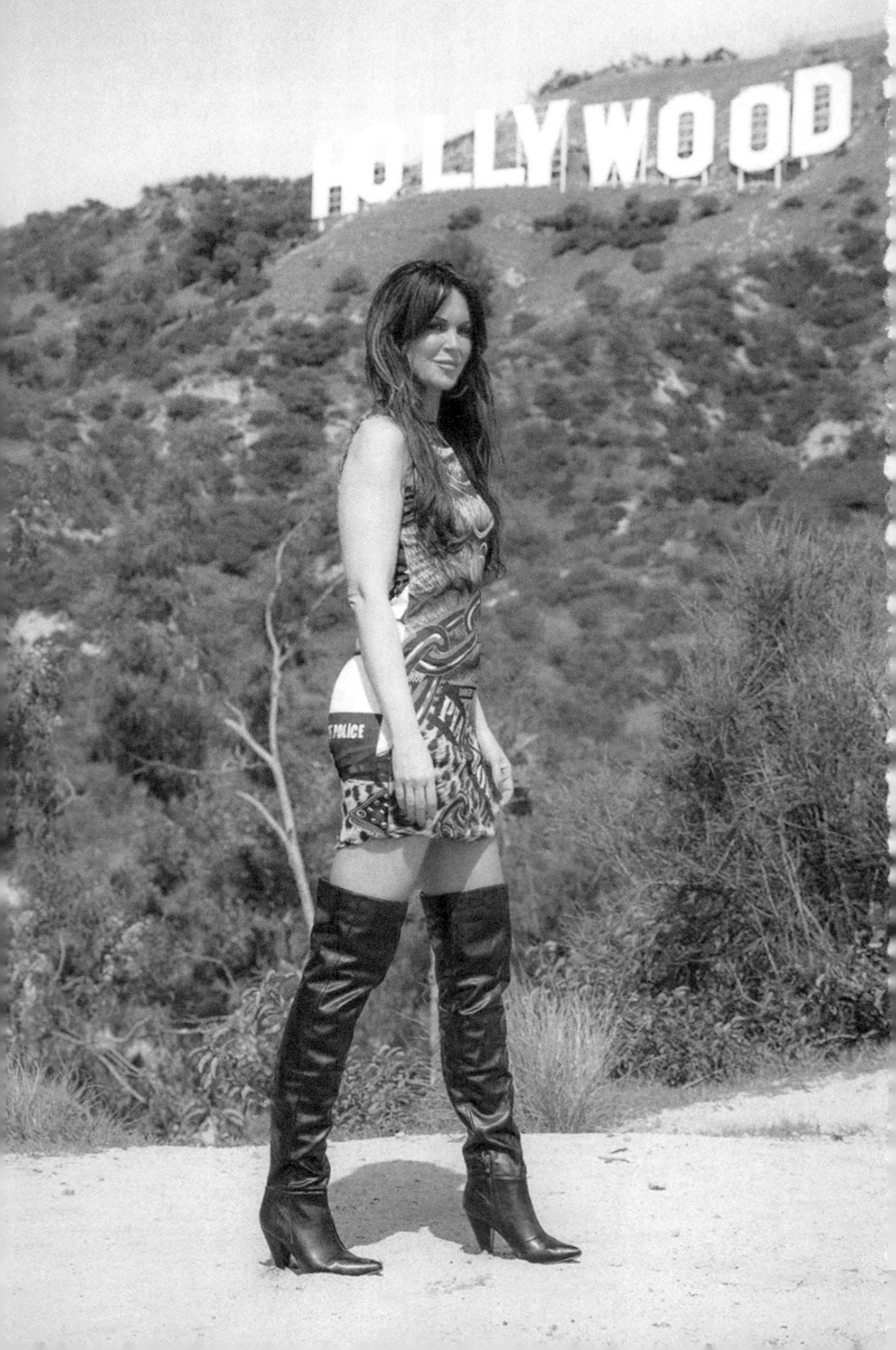